职业教育护理类专业"十二五"规划教材（行业审定版）

医学遗传学

王敬红　代凤兰　主编

化学工业出版社

·北京·

本书系统介绍了遗传的分子基础、细胞基础及遗传的基本规律，并在此基础上详细阐述了单基因遗传与单基因遗传病、多基因遗传与多基因遗传病、人类染色体与染色体病、线粒体遗传病、肿瘤与遗传，简单介绍了遗传病的诊断与治疗以及优生与遗传病的预防，最后附上医学遗传学的相关实验。内容编排上在常规教学内容中穿插了知识链接，在每章后增设了病例分析、临床联系及问题探讨等栏目，并附目标检测，以拓宽学生的视野，提高运用知识解决实际问题的能力。

本书适用于临床医学、护理、中医、口腔医学及其他医学相关专业，也可供临床工作人员参考。

图书在版编目（CIP）数据

医学遗传学/王敬红，代凤兰主编 . —北京：化学工业出版社，2014.3
职业教育护理类专业"十二五"规划教材（行业审定版）
ISBN 978-7-122-19515-9

Ⅰ.①医… Ⅱ.①王…②代… Ⅲ.①医药遗传学-高等职业教育-教材 Ⅳ.①R394

中国版本图书馆 CIP 数据核字（2014）第 007932 号

责任编辑：李植峰 张 微　　　　　　　　　　装帧设计：关 飞
责任校对：吴 静

出版发行：化学工业出版社（北京市东城区青年湖南街 13 号　邮政编码 100011）
印　　刷：北京云浩印刷有限责任公司
装　　订：三河市前程装订厂
787mm×1092mm　1/16　印张 10¾　字数 246 千字　2014 年 3 月北京第 1 版第 1 次印刷

购书咨询：010-64518888（传真：010-64519686）　售后服务：010-64518899
网　　址：http://www.cip.com.cn
凡购买本书，如有缺损质量问题，本社销售中心负责调换。

定　　价：22.00 元

职业教育护理类专业"十二五"规划教材（行业审定版）

编审委员会名单

主任委员　吴欣娟

委　　员　（按姓氏笔画排列）

丁郭平	马玉芬	马祥梅	王　欣	王　辉	王文燕
王明跃	王桂芝	王爱华	王敬红	代凤兰	白建民
毕清泉	曲桂玉	曲振瑞	朱　力	华桂春	刘太华
刘爱红	孙　红	孙　静	牟绍玉	杜礼安	李　戈
李广霞	李延玲	李艳梅	杨友谊	吴欣娟	何秀堂
佟玉荣	余　雪	余晓云	宋慧英	张小兆	张红梅
张明群	张晓静	张新红	陈　路	陈香娟	范　真
范文静	季兰芳	孟庆慧	孟晓红	赵艳伟	郝玉梅
施　慧	秦　瑛	郭　娜	郭彦丰	龚爱萍	盛晓燕
符宝敏	章新琼	彭　蔚	简清梅		

职业教育护理类专业"十二五"规划教材（行业审定版）

建设单位名单

（按单位名称笔画排列）

上海中医药大学

上海立达职业技术学院

内蒙古民族大学

长江大学

平阴县职业教育中心

北京市昌平卫生学校

扬州环境资源职业技术学院

江西新余学院

江苏联合职业技术学院南通卫生分院

安徽中医药大学

安徽医科大学

沧州医学高等专科学校

阿克苏职业技术学院

武汉铁路职业技术学院

阜阳职业技术学院

金华职业技术学院

荆楚理工学院

南阳医学高等专科学校

南阳医学高等专科学校第一附属医院

重庆医科大学

首都医科大学燕京医学院

泰山医学院

莱阳卫生学校

铁岭卫生职业学院

唐山职业技术学院

海南医学院

聊城职业技术学院

黄淮学院

常德职业技术学院

商丘医学高等专科学校

淮南职业技术学院

淄博职业学院

湖北省荆门市第一人民医院

滨州医学院

滨州职业学院

潍坊医学院

德州学院

衢州职业技术学院

《医学遗传学》编写人员

主　　编　　王敬红　　代凤兰

副 主 编　　武红霞　　祝继英

编写人员　　（以姓名笔画为序）

王　玥　　（唐山职业技术学院）

王敬红　　（唐山职业技术学院）

代凤兰　　（聊城职业技术学院）

左雪枝　　（荆楚理工学院）

毕智丽　　（滨州职业学院）

杨晓晖　　（沧州医学高等专科学校）

武红霞　　（聊城职业技术学院）

周玉金　　（南阳医学高等专科学校）

祝继英　　（雅安职业技术学院）

序

当前，我国医疗卫生事业进入了新的发展时期，在医药卫生体制改革不断深化的大环境下，我国护理事业发展也取得了显著的成效。截至"十一五"末，我国注册护士总数已达到205万，较2005年增长了52％，医院医护比例倒置的问题逐步实现扭转。同时，随着专科护士规范化培训的大力开展，护士队伍的专业技术水平也在不断提高。各级各类医院在落实医改任务过程中，坚持"以病人为中心"，积极改革临床护理模式，使临床护理逐步从简单的以完成医嘱为中心的功能制护理，转变为以责任制整体护理为核心的优质护理，护理实践的内涵不断得到丰富。这就要求责任护士不仅要协助医院完成患者的治疗性工作，而且更加注重运用专业技术知识，全面担负起对患者的专业照顾、病情观察、心理支持、健康教育和康复指导等各项护理任务，以便为患者提供安全、优质、满意的护理服务。这也对护理职业教育提出了更高、更全面的要求。

"十一五"期间是我国职业教育实现跨越式发展的阶段，在经济发展需求的推动下，在教育部《关于全面提高高等职业教育教学质量的若干意见》（教高〔2006〕16号）以及职业教育"五个对接"、"十个衔接"、"系统培养"精神的指导下，职业教育不断从传统教育教学模式中蜕变出新，初步实现了从局部的改革到全面的建设。然而，就目前护理职业教育而言，还存在诸多问题，如教学与临床还存在一定的脱节现象，部分教学内容陈旧，往往未及时涉及临床已经应用的新知识和新技术；学校教师下临床较少，尚未真正实现"双师型"队伍的建设；相当一部分学校教学方法相对传统，缺乏对学生综合性、整体性素质的培养，教学过程中缺乏对优质护理理念和工作模式的灌输。此外，尽管"十一五"期间，在各级教育主管部门、各院校以及各个出版社的大力支持下，确实出版了一大批优秀的、符合职教特点的教材。然而，职业教育教材建设也还存在以下问题：教材的内容与职业标准、临床实际对接不紧密，不能反映新技术、新进展；职教特色不鲜明，不能恰当地体现优质护理的观念和工作模式；本科、中高职教材脱节、断层和重复等，不能很好地适应经济社会发展对应用型、技能型人才培养的要求。在对"十一五"期间教学改革进行经验总结和评估的基础上，在《教育部关于"十二五"职业教育教材建设的若干意见》（教职成〔2012〕9号）精神的指导下，化学工业出版社邀请全国高职高专院校护理类专业的教学负责人和骨干教师，以及临床护理行业的权威专家，共同组织和策划了"职业教育护理类专业'十二五'规划教材（行业审定版）"的编写工作。

本套教材建设的基本原则是：①遵循"三基五性"的教材编写原则，体现教材的思想性、科学性、先进性、启发性和适用性，从科学素质、创新意识、实践技能等方面实现立体化教学；②符合和满足职业教育的培养目标和技能要求，注意本科教育和职业教育的区别，力求实现中高职教育的有机衔接；③在注重学生全面发展的基础上，以常规技术为基础，以关键技术为重点，以先进技术为导向，体现与临床发展相同步、与当前形势相同步的原则；④注重教材的整体规划性，一方面按基础课和专业课的特点，分别制定了相对统一、规范的教材建设标准，体现整套教材的系统性和规划性，另一方面，协调了不同教材间内容上的联系与衔接，尽量避免遗漏和不必要的重复；⑤体现一线教师编写、行业专家指导、学校与医院结合的全新的教材开发模式，使教材内容切实结合职业岗位的能力需求，实现与医院用人需求的合理对接。

在这套教材的开发中，我们建立了一支能够适应职业教育改革发展要求的教材编审队伍，汇集了众多教学一线老师的教学经验和教改成果，而且得到了来自临床一线护理行业权威专家的指导和支持，相信它的出版不仅能较好地满足护理职业教育的教学需求，而且对促进学科建设、提高教学质量也将起到积极的推动作用。

吴欣娟

2013 年 1 月 30 日

前　言

医学遗传学是医学教育中的一门专业基础课程，在基础医学和临床医学之间发挥着桥梁作用。现代生物学和遗传学的飞速发展，使得医学遗传学成为医学领域最活跃的前沿学科之一，其内涵不断丰富。

本教材的编写与学科自身的发展和我国高职高专医学教育改革的要求相适应，注重科学性、创新性和应用性。在每章章首明确了"学习目标"，章末设计了"目标检测"，以指导学生自主学习；除十一章基本内容外还包括了"实验指导"，提升教材的实用性；教材内容中穿插了"知识链接"，对相关内容进行了补充和拓展，增加了教材的趣味性和信息量；依据内容特点在每章后选择设计了"临床联系"、"问题探讨"、"遗传咨询"等项目，目的在于加强理论在实践中的应用，更好地培养学生的专业能力。此外，教材在内容上注重衔接与纳新，保留了传统医学遗传学的基础理论知识，较全面地反映了近年来医学遗传学的新进展，将多种相对常见的人类遗传病引入教材，为临床应用奠定基础。

教材的编写过程体现了分工与合作。王敬红老师负责第一章和第六章，左雪枝老师负责第二章，王玥老师负责第三章，代凤兰老师负责第四章，祝继英老师负责第五章，武红霞老师负责第七章，毕智丽老师负责第八章和第十一章，周玉金老师负责第九章和实验指导，杨晓晖老师负责第十章。编写过程中各位编者之间进行了多次交叉审阅和修改，每一章节都融入了多位编者的工作和汗水。整个教材是各位编者群策群力的结果，是集体智慧的结晶。

教材编写过程中参考了一些相关教材和著作，主要参考书目见参考文献，在此谨对编者致以诚挚的感谢。

由于编者水平所限，书中难免存在疏漏之处，对此我们深表歉意，并恳请各位同仁及广大师生批评指正，提出宝贵意见。

王敬红

2013 年 10 月

目　录

第一章　绪论 ……………………………………………………………………………… 1
　第一节　医学遗传学简介 ……………… 1
　　一、医学遗传学的概念及研究领域 …… 1
　　二、医学遗传学研究的技术与方法 …… 1
　　三、医学遗传学的研究现状与展望 …… 3
　第二节　遗传病概述 …………………… 4
　　一、遗传病的概念 ……………………… 4
　　二、遗传病的分类 ……………………… 5
　　三、遗传病的危害 ……………………… 6
　目标检测 ………………………………… 7

第二章　遗传的分子基础 …………………………………………………………………… 8
　第一节　遗传物质的本质 ……………… 8
　　一、核酸的化学组成 …………………… 8
　　二、DNA 的结构与功能 ……………… 9
　　三、RNA 的结构与功能 ……………… 11
　第二节　基因 …………………………… 12
　　一、基因的概念与分类 ………………… 12
　　二、基因的结构 ………………………… 12
　　三、基因表达 …………………………… 13
　　四、基因表达的调控 …………………… 16
　第三节　基因突变 ……………………… 17
　　一、基因突变的概念与特性 …………… 17
　　二、基因突变的诱发因素 ……………… 18
　　三、基因突变的类型 …………………… 19
　第四节　DNA 损伤的修复 …………… 21
　目标检测 ………………………………… 22

第三章　遗传的细胞基础 …………………………………………………………………… 24
　第一节　细胞增殖周期 ………………… 24
　　一、细胞增殖周期的概念 ……………… 24
　　二、细胞增殖周期各时相的特点 ……… 25
　　三、DNA、染色质与染色体的关系 …… 26
　第二节　细胞的增殖 …………………… 29
　　一、有丝分裂 …………………………… 29
　　二、减数分裂 …………………………… 30
　第三节　配子的发生与性别决定 ……… 33
　　一、精子的发生 ………………………… 33
　　二、卵子的发生 ………………………… 34
　　三、性别决定 …………………………… 36
　目标检测 ………………………………… 37

第四章　遗传的基本规律 …………………………………………………………………… 39
　第一节　分离定律 ……………………… 41
　　一、一对相对性状的遗传实验 ………… 41
　　二、对分离现象的遗传分析 …………… 42
　　三、对遗传分析的验证与结论 ………… 43
　第二节　自由组合定律 ………………… 43
　　一、两对相对性状的遗传实验 ………… 44
　　二、对自由组合现象的遗传分析 ……… 44
　　三、对遗传分析的验证与结论 ………… 45
　第三节　连锁与互换定律 ……………… 46
　　一、完全连锁遗传 ……………………… 47
　　二、不完全连锁遗传 …………………… 48
　　三、互换率 ……………………………… 49
　目标检测 ………………………………… 50

第五章　单基因遗传与单基因遗传病 ……………………………………………………… 53
　第一节　系谱与系谱分析 ……………… 53
　第二节　单基因病的遗传 ……………… 54
　　一、常染色体显性遗传 ………………… 54
　　二、常染色体隐性遗传 ………………… 60
　　三、X 连锁显性遗传 …………………… 62
　　四、X 连锁隐性遗传 …………………… 63
　　五、Y 连锁遗传 ………………………… 66
　第三节　影响单基因遗传病分析的因素 … 66
　　一、表型模拟 …………………………… 67
　　二、遗传的异质性 ……………………… 67
　　三、基因的多效性 ……………………… 67
　　四、从性遗传 …………………………… 67

五、限性遗传 …………………… 68
六、遗传早现 …………………… 68
七、遗传印记 …………………… 68
第四节　单基因遗传病 ………… 69
一、马凡综合征 ………………… 69
二、成骨不全Ⅰ型 ……………… 69
三、家族性高胆固醇血症 ……… 69

四、苯丙酮尿症 ………………… 70
五、假肥大型进行性肌营养不良 … 70
六、血友病 ……………………… 71
七、镰状细胞贫血 ……………… 72
八、地中海贫血 ………………… 72
目标检测 ………………………… 75

第六章　多基因遗传与多基因遗传病 ……………………………………………… 78
第一节　多基因遗传 …………… 78
一、质量性状和数量性状 ……… 78
二、数量性状的多基因遗传基础 … 79
三、多基因遗传的特点 ………… 79
第二节　多基因遗传病 ………… 81

一、易患性与阈值 ……………… 81
二、遗传度 ……………………… 82
三、多基因遗传病发病风险的估计 … 83
四、几种多基因遗传病 ………… 84
目标检测 ………………………… 86

第七章　人类染色体与染色体病 …………………………………………………… 89
第一节　人类染色体 …………… 89
一、人类染色体的形态结构与类型 … 89
二、人类染色体核型 …………… 90
三、性染色质 …………………… 92
第二节　染色体畸变 …………… 94
一、染色体数目畸变 …………… 95

二、染色体结构畸变 …………… 97
第三节　染色体病 ……………… 101
一、常染色体病 ………………… 102
二、性染色体病 ………………… 105
目标检测 ………………………… 108

第八章　线粒体遗传病 ……………………………………………………………… 111
第一节　线粒体基因组 ………… 111
一、线粒体基因组的结构 ……… 112
二、线粒体基因组的遗传特点 … 112
第二节　线粒体基因突变与疾病 … 115

一、线粒体基因突变的类型 …… 115
二、几种线粒体遗传病 ………… 115
目标检测 ………………………… 117

第九章　肿瘤与遗传 ………………………………………………………………… 119
第一节　肿瘤发生的遗传现象 … 119
一、肿瘤发生的种族差异 ……… 119
二、肿瘤发生的家族聚集性 …… 120
三、肿瘤的单基因遗传现象 …… 120
第二节　染色体异常与肿瘤 …… 121
一、肿瘤细胞染色体数目的改变 … 121
二、肿瘤细胞染色体结构的改变 … 122
三、肿瘤与染色体的不稳定性 … 123

第三节　肿瘤发生的遗传机制 … 123
一、肿瘤的单克隆起源假说 …… 123
二、二次突变假说 ……………… 124
三、肿瘤的多步骤遗传损伤学说 … 124
四、癌基因与抑癌基因 ………… 124
五、肿瘤转移基因与肿瘤转移抑制
　　基因 ………………………… 126
目标检测 ………………………… 127

第十章　遗传病的诊断、治疗 ……………………………………………………… 128
第一节　遗传病的诊断 ………… 128
一、了解病史、症状和体征 …… 128
二、系谱分析 …………………… 128
三、细胞遗传学检查 …………… 129
四、生化检查 …………………… 129
五、基因诊断 …………………… 130
六、皮肤纹理分析 ……………… 131

第二节　遗传病的治疗 ………… 134
一、饮食治疗 …………………… 134
二、药物治疗 …………………… 134
三、手术治疗 …………………… 135
四、基因治疗 …………………… 135
目标检测 ………………………… 137

第十一章　优生与遗传病的预防 ………………………………………………………… 139

　第一节　优生 ……………………… 139
　　一、优生学概述 …………………… 139
　　二、影响优生的因素 ……………… 140
　第二节　遗传病的预防 …………… 142
　　一、群体普查 ……………………… 142
　　二、携带者检出 …………………… 142

　　三、婚前指导 ……………………… 143
　　四、产前诊断 ……………………… 143
　　五、新生儿筛查 …………………… 143
　　六、遗传咨询 ……………………… 144
　目标检测 …………………………… 145

实验指导 ……………………………………………………………………………………… 147

　实验一　细胞有丝分裂和减数分裂的
　　　　　观察 ……………………… 147
　实验二　系谱分析 ………………… 148
　实验三　人类外周血淋巴细胞培养及染色体
　　　　　标本制备 ………………… 150

　实验四　人类非显带染色体核型分析 …… 151
　实验五　X染色质的标本制备与观察 …… 153
　实验六　人类皮肤纹理分析 ……… 154
　实验七　认识人类遗传病 ………… 157

参考文献 ……………………………………………………………………………………… 158

第一章 绪 论

第一节 医学遗传学简介

一、医学遗传学的概念及研究领域

医学遗传学（medical genetics）是临床医学与遗传学相结合的一门边缘学科，是遗传学知识在医学中的应用。医学遗传学是人类遗传学的一个重要分支学科，人类遗传学探讨人类正常性状与病理性状的遗传现象及其物质基础，而医学遗传学则主要是在人类遗传学的基础上研究人类病理性状的遗传规律和遗传的物质基础，即研究人类遗传性疾病的发生机制、传递方式、发展规律，为遗传病的诊断、治疗、预防提供科学依据和手段，从而控制遗传病的发生，降低遗传病的危害，提高人类的健康水平。

医学遗传学是在孟德尔和摩尔根的经典遗传学理论指导下，在现代生物学和现代遗传学研究技术的蓬勃发展中兴起并发展的。医学遗传学的研究从个体到群体，从细胞水平到分子水平全面发展，有关人类性状与遗传、人类疾病与遗传等方面的研究已经渗透到基础医学和临床医学的各学科中。特别是 20 世纪 50 年代以来生物化学、细胞遗传学、分子遗传学、免疫学等学科的飞速发展，有力推动了医学遗传学的研究，使医学遗传学成为现代医学领域中最为活跃的前沿学科之一。

医学遗传学发展至今，其研究领域涉及多个遗传学的分支学科（表 1-1）。

二、医学遗传学研究的技术与方法

人类相对于其他生物的特殊性，使得医学遗传学的研究方式和方法与普通遗传学有着显著的不同，运用比较广泛的是细胞学、免疫学、生物化学、生物统计学等学科的研究技术和方法。同时针对不同的研究对象和目的，也采取一些独特的研究方法。

1. 系谱分析

系谱分析是以先证者为线索，对其家族成员的发病情况进行详细调查，绘制成系谱，依系谱特征进行分析，以确定遗传病的类型和遗传方式。这种分析往往要综合多个系谱的结果或分析包括几代人在内的大家系，才能得出比较正确的结论。一个完整、准确的系谱会有助于找出患儿或计算生育一个患儿的概率，即估计遗传病的再发风险，这在遗传咨询中是非常重要的。

表 1-1　医学遗传学的主要研究领域

划分依据	分支学科
研究技术层次	细胞遗传学　（cytogenetics） 生化遗传学　（biochemical genetics） 分子遗传学　（molecular genetics）
研究对象	群体遗传学　（population genetics） 体细胞遗传学　（somatic cell genetics） 基因工程　（genetic engineering）
与之相关联的学科	肿瘤遗传学　（cancer genetics） 药物遗传学　（pharmacogenetics） 免疫遗传学　（immunogenetics） 毒理遗传学　（toxicogenetics） 辐射遗传学　（radiation genetics） 发育遗传学　（developmental genetics） 行为遗传学　（behavioral genetics） 生态遗传学　（ecogenetics） 遗传流行病学　（genetic epidemiology） 优生学　（healthy birth science）

2. 群体筛查

群体筛查是采用一种或几种简便、准确的方法，对某一人群进行某种遗传病或性状的普查。其主要目的有：了解某种遗传病在群体中的发病率及其基因型频率；筛查遗传病的预防和治疗对象；筛查某种遗传病，尤其是隐性遗传病的杂合子携带者；与家系调查相结合，分析某种疾病是否与遗传因素有关。

3. 家系调查

调查某一疾病在患者亲属中的发病率，将其与一般人群的发病率比较，假如该病的发生有遗传的因素，那么患者亲属的发病率应高于一般人群的发病率，或高于非患者亲属的发病率，即表现出家族聚集性；如果将患者亲属进行分类，则患者亲属的发病率应该表现为一级亲属发病率＞二级亲属发病率＞三级亲属发病率＞一般群体发病率。由于同一家族成员往往生活环境相同，家族聚集现象也可能由环境因素引起，通过比较血缘亲属与非血缘亲属的发病率、寄养子女与非寄养子女的发病率，可以初步确定引起疾病发生的是环境因素还是遗传因素。

4. 双生子法

双生子分两种：一种为单卵双生（monozygotic twins，MZ），即由一个受精卵分裂发育成两个个体，他们之间的遗传物质基本相同，故其性别相同，遗传特性及表型也极为相似；另一种为双卵双生（dizygotic twins，DZ），指两个受精卵同时发育成两个个体，他们的遗传基础与同胞相似，故其性别不一定相同，遗传特性及表型仅有某些相似。

双生子法是通过比较单卵双生和双卵双生表现型特征的一致性，估计某种性状或疾病是否与遗传因素有关。如果某一疾病在两种双生子中的发病一致率差异不显著，则表明这种疾病主要受环境因素的影响；如果某一疾病在两种双生子中的发病一致率差异十分显著，则表明这种疾病与遗传因素有关。如麻疹单卵双生的发病一致率为 95％，双卵双生的发病一致率为 87％，两者的发病一致率相近，说明麻疹的发生主要受环境因素影响；精神分裂症单卵双生的发病一致率为 80％，双卵双生的发病一致率为 13％，两者的发病一致率差异显著，说明精神分裂症的发生主要受遗传因素影响。

知识链接

影响双胎妊娠的因素

双胎妊娠与遗传有关。我国山西有一对丁氏姐妹为双胞胎，据说她们是家系中第九对双胞胎，双胞胎的遗传历史之前已经延续了八代，第八代是她们的妈妈和小姨。第九对双胞胎中的妹妹又生了一对双胞胎女儿，成为她们家族的第十代双胞胎。该家系的双胞胎遗传有一个突出特点，就是直系遗传，并且只传女不传男。在她们的家乡，一个村子里双胞胎的数量竟达到十几对，其中有单卵双生也有双卵双生，可见环境因素也影响着双胎妊娠。

5. 种族差异比较

种族是在地理和文化上相对隔离的人群，也是在繁殖上隔离的群体。各个种族的基因库彼此不同，不同种族在肤色、发色、眼睛颜色、颧骨外形、身材等外部形态方面，以及在血型、组织相溶性抗原类型、血清型、同工酶谱等内在特性方面都显示出差异，种族的差异具有遗传学基础。假如某种疾病在不同种族中的发病率、发病性别、发病年龄、临床表现和合并症有显著的差异，则提示该疾病与遗传相关。由于不同种族生活的环境、气候、饮食和社会经济状况等方面各不相同，因此，调查某种疾病在不同种族的发病率和发病情况时，要严格排除环境因素的影响。如中国人的鼻咽癌发病率在世界上居第一位，侨居美国的华侨鼻咽癌的发病率仍比当地美国人高 34 倍。表明鼻咽癌的发病率具有种族差异，这种差异提示遗传因素在鼻咽癌的发生中具有重要作用。

6. 疾病组分分析

对待比较复杂的疾病，特别是对其发病机制尚未完全弄清的疾病，可以将疾病"拆开"来，对某一发病环节进行单独的遗传学研究。如果证明所研究的疾病组分受遗传控制，则可认为这种疾病也受遗传因素的控制。如对动脉粥样硬化的组分高血压进行研究，发现高血压受遗传控制，则认为动脉粥样硬化也受遗传因素的控制。

7. 实验室检查

实验室检查是确定某种疾病是否是遗传病最可靠的方法，主要包括细胞遗传学检查、生化检查、基因诊断等。细胞遗传学检查主要包括染色体检查和性染色质检查，适用于染色体异常综合征的诊断。生化检查是以生化手段定性、定量地分析机体中的酶、蛋白质及其代谢产物，以推断基因是否发生改变，生化检查是临床上诊断单基因病的首选方法。基因诊断是利用 DNA 重组技术在分子水平上检测人类遗传病的基因缺陷以诊断疾病，其特点是可以越过酶和蛋白质直接检查基因正常与否。

三、医学遗传学的研究现状与展望

纵观医学遗传学的发展进程，20 世纪 70 年代中期兴起的分子遗传学，揭示了癌基因、抑癌基因的突变是肿瘤发生的分子基础，从而确定肿瘤是一种体细胞遗传病。分子遗传学的发展导致了反求遗传学（reverse genetics）的新趋势，即在不知道某种遗传病的蛋白质异常的情况下，直接寻找致病的 DNA 变异，进而揭示这种 DNA 变异所导致的蛋白质异常，这使遗传学研究从表现型到基因型这条经典路线转变为从基因型到表现型的反求路线。利用这种方法，遗传学家们找到了假肥大型进行性肌营养不良（Duchenne muscular dystrophy，DMD）的肌营养不良蛋白基因和囊性纤维化（cystic fibrosis，CF）的跨膜调节蛋白基因等。

20 世纪 90 年代初基因治疗（gene therapy）进入了临床试验阶段。基因治疗是将某个正常基因导入患者体内细胞，使某种蛋白质缺乏或异常的患者获得正常的蛋白质，从而起到治疗的作用。目前严重联合免疫缺乏症（severe combined immune deficiency，SCID）和血友病 B 的基因治疗已得到初步的效果。

2004 年 10 月"Nature"杂志公布了人类基因组的完成序列，该序列覆盖了 99% 的常染色质区域，错误率小于 1/10 万。分析表明，人类基因组只有 2 万～2.5 万个编码蛋白质的基因，占人类基因组全序列的 1.1%～1.4%。人类基因组存在大量单核苷酸多态性，在人类基因组测序过程中多态性序列标志的发现，使定位克隆寻找疾病基因的进度日益加快，所有单基因病的致病基因必将全部得到鉴定。

■■知识■■
■■链接■■

基因组图谱的意义

人类基因组研究是一项基础性的研究，有人把基因组图谱比作指路图、比作字典，也有人认为基因组图谱类似于化学中的元素周期表。不论从哪个角度去阐释，人类对自身在分子水平上的研究，其应用前景都是相当广阔的，尤其是在促进人类健康、预防疾病、延长寿命等方面。正如人类基因组研究的一位专家所说，"破译基因组密码的意义就如同在刚发现电的那个时代，没有人能想象出个人电脑、互联网一样"。

21 世纪医学遗传学的研究重点将是多基因复杂病和肿瘤，它们涉及多个遗传基因和环境因素之间的相互作用，同时也涉及基因组的调控机制。基因组的结构分析已向功能基因组学、蛋白质组学和代谢组学发展。人类基因组 DNA 序列绝大部分为非编码序列，这些序列有何生物学意义，也是 21 世纪人类与医学遗传学研究必须面对的问题。

人类基因组研究的成果将给 21 世纪的生物医学科学带来一场遗传学革命，使现代医学的发展逐渐进入到"基因组医学"的时代。未来的医学将是循证的、个体化的系统医学，系统生物学将成为医学发展的核心驱动力。基因芯片进入临床服务，可以高效地进行分子诊断，鉴定每个人基因组的表达格局，使临床医生能够根据每个人的生物学密码，制定个人特异的治疗方案，避免药物的毒副反应。根据每个人的生物学密码，临床医生可以判断多基因复杂病的发病风险，通过改进生活方式，防止发病，使医疗服务从治病走向防病。随着更多位点的致病基因和易感基因被揭示，基于靶点的药物设计和筛选必将加快药物发现、发展的过程，而体细胞基因治疗必将成为临床的常规疗法。

展望未来，现代医学遗传学将继续人类基因组计划、基因定位、基因诊断以及基因治疗等方向的深入研究。随着疾病病因的揭晓，治疗方案将能"对因下药"，最终控制和治疗遗传性疾病。人们的生活起居、饮食习惯等有可能根据基因情况进行调整，人类的整体健康状况将会提高，寿命将会延长。

第二节　遗传病概述

一、遗传病的概念

疾病的发生受遗传因素和环境因素的影响，在不同疾病的病因中，遗传因素和环境因素所占的比重各不相同。有些疾病由环境因素引起，与遗传因素基本无关，如外伤、中毒、营养性疾病等；有些疾病由遗传因素引起，与环境因素的关系不大，如苯丙酮尿症、色盲、Down 综合征、Turner 综合征等；有些疾病是遗传因素和环境因素共同作用引起的，遗传因素为疾病的发生提供必要的遗传背景，环境因素促使疾病相应的症状和体征得以表现，如高血压、糖尿病、消化性溃疡等。

因遗传因素而罹患的疾病称为遗传性疾病，简称遗传病（genetic diseases）。遗传因素可以是生殖细胞或受精卵内的遗传物质结构和功能的改变，也可以是体细胞内遗传物质结构和功能的改变。

遗传病往往表现为先天性疾病（congenital diseases），即婴儿出生时已形成畸形或疾病，如白化病、唇裂、尿黑酸尿症等。但也有一些遗传病在个体出生时并无症状，发育到一定年龄时才发病，如假肥大型肌营养不良症通常在儿童期发病，Huntington 舞蹈病常于25～45 岁发病，痛风多在 30～50 岁发病。反之，先天性疾病也并不都是遗传病，如母亲怀孕早期感染风疹病毒导致的胎儿先天性心脏病，母亲妊娠时服用药物导致的胎儿畸形等，虽然是先天性疾病，但显然不是遗传病。

大多数遗传病为家族性疾病（familial diseases），即在一个家庭的亲代和子代中或子代同胞中出现了多个患者，表现出家族聚集现象，如并指症。但也有些遗传病并无家族史，而呈现散发性，如苯丙酮尿症。反之，家族性疾病并不都是遗传病，如夜盲症，常表现出家族性，但它是由于家庭饮食中长期缺乏维生素 A 引起的，这种由于共同生活环境所造成的家族性疾病并不是遗传病。

二、遗传病的分类

现代医学遗传学将遗传病划分为单基因病、多基因病、染色体病、线粒体遗传病和体细胞遗传病五大类。

1. 单基因病

单基因病（single gene disease）受一对等位基因控制，是一对同源染色体上单个基因突变，或两条染色体对应位点都是突变基因而引起的，呈孟德尔式遗传，通常发病率较低，一般低于 1/1000。据统计，人群中约有 4%～5% 的人受累于单基因病。

2. 多基因病

多基因病（polygenic disease）起因于多对基因与环境因素的共同作用，其中包括一些常见病。多基因病有家族聚集现象，但不像单基因病那样有明确的家系传递规律，发病率一般高于 1/1000。人群中约有 15%～20% 的人受累于某种多基因病。

3. 染色体病

染色体病（chromosome disease）指染色体数目或结构异常所导致的疾病。由于染色体的畸变往往涉及许多基因，所以染色体病常具有多种临床表现。人群中有 0.5%～1% 的人患染色体病，在新生儿中染色体病的发生率约为 7‰，在妊娠前三个月的自然流产中，一半以上是由于染色体畸变造成的。

4. 线粒体遗传病

线粒体遗传病（mitochondrial genetic disease）是因线粒体基因突变引起的疾病。线粒体是存在于细胞质中的细胞器，线粒体中的 DNA 独立于细胞核染色体，称为线粒体基因组。由于受精卵中的线粒体几乎完全来自卵子，所以线粒体遗传病表现为母系遗传。

5. 体细胞遗传病

体细胞遗传病（somatic cell genetic disease）是体细胞内遗传物质改变引起的疾病。虽然这种改变并不在上下代之间垂直传递，但可以在体内随着细胞的分裂而不断传给子代细胞。这类疾病是 20 世纪 90 年代后确定的一类遗传病，包括恶性肿瘤、白血病、自身免疫缺陷等。

知识链接

初识人类遗传病

1866 年，英国医生 Langdon Down 首先报道了先天愚型的临床表现，此病为人类首先被描述的染色体病。20 世纪初，英国医生 A.E. 加罗德首先发现表型正常人的后代可以是尿黑酸尿症患者，认为这种现象符合隐性遗传规律；美国学者 C. 法拉比报道了短指畸形的遗传符合显性遗传规律。1965 年 D.S. 福尔克对比了一般群体和患者亲属中某些常见病的发病率，认为这类疾病受多对基因和环境因素的共同影响，并将其称为多基因病。

三、遗传病的危害

随着科学的不断进步，传染病、营养缺乏病等疾病得到有效的控制，遗传病对人类的危害变得越来越明显，表现出常见和多发的趋势，成为威胁人类健康和生命，影响人口素质的重要病种。

1. 人类遗传病病种的数量增长迅速

遗传病曾被认为是罕见的疾病，但新的诊断技术和检测方法的应用，使我们对遗传病有了更加广泛和深入的认识，越来越多的疾病被确定存在遗传基础。据统计，人类已发现的单基因遗传病和异常性状在 1958 年为 412 种，1993 年为 6457 种，2003 年为 14515 种。已记载的人类染色体异常已经超过 1000 种，多基因病有 100 多种。现已发现人类 100 多种疾病与线粒体 DNA 突变后的功能缺陷有关联，这不能不引起人们的高度关注。

2. 受累于遗传病的人数较多

资料显示，我国每年大约有 1.3％的新生儿有严重的出生缺陷或先天畸形，其中 70％～80％与遗传因素有关；每年活产的婴儿中 4％～5％可能具有遗传性缺陷；智力低下者在我国人群中的发生率约为 2.2％，其中 1/3 以上有遗传基础；人群中约有 20％～25％的人患有与遗传相关的疾病；染色体异常是导致不孕不育的主要原因之一。可见遗传病已经严重威胁到人类健康，影响到人口素质。

3. 有些常见病已证明与遗传因素有关

近年来，肿瘤、糖尿病、动脉粥样硬化、冠心病、高血压、精神分裂症等常见疾病的发生率呈增高的趋势，其中，恶性肿瘤已成为我国人群死亡的主因，这些疾病均已确认与遗传因素有关。随着对疾病病因、发病机制认识的深入，会发现更多原因不明的常见病的发生是受到遗传因素的影响。

4. 隐性有害基因对人类健康构成潜在性威胁

一些表型正常的个体也可能是某种致病基因的携带者。研究证实，在正常人群中，每个人平均携带 5～6 个隐性有害基因，这些基因可传给后代，一旦两个相同的致病基因相遇，便可使后代发病，这些隐性有害基因成为人群中遗传病发生的潜在威胁。

医学界正在进行一场影响深远的遗传学革命，相信我们能够有效地掌握并运用其成果，提高临床服务水平，消除遗传病对人类的危害，造福于社会。

临床联系

哪些疾病可就诊于遗传门诊

原因不明的智力发育缓慢、生长迟缓或伴有其他先天畸形者；原因不明的智力低下伴有大耳、大睾丸及多动症者；怀疑为先天愚型的患儿及其父母；家族中已有染色体异常或先天畸形的个体；原因不明的多发性流产妇女及其丈夫；原因不明的闭经和女性不育症；原因不明的男性不育症；性别不清，两性畸形者；原因不明的肌萎缩、肌无力患者；共济失调、地中海贫血、血友病患者等。

目标检测

一、名词解释

1. 医学遗传学　2. 遗传病　3. 先天性疾病　4. 家族性疾病

二、单项选择题

1. 比较发病一致性的差异来估计某种疾病是否有遗传基础的医学遗传学研究方法是（　　）。

　　A. 双生子法　　　　　　　　　　B. 疾病组分分析

　　C. 实验室检查　　　　　　　　　D. 群体筛查

2. 恶性肿瘤通常属于（　　）。

　　A. 单基因病　　　　　　　　　　B. 多基因病

　　C. 线粒体遗传病　　　　　　　　D. 体细胞遗传病

3. 调查某一疾病在患者亲属中的发病率，将其与一般人群的发病率进行比较，以判断该病的发生是否受遗传因素影响的方法，称为（　　）。

　　A. 种族差异比较　　　　　　　　B. 家系调查

　　C. 系谱分析　　　　　　　　　　D. 群体筛查

4. 多对基因与环境因素共同作用引起的疾病，称为（　　）。

　　A. 单基因病　　　　　　　　　　B. 多基因病

　　C. 染色体病　　　　　　　　　　D. 体细胞遗传病

5. 反求遗传学的研究路线是（　　）。

　　A. 从表现型到基因型　　　　　　B. 从基因型到表现型

　　C. 从基因到染色体　　　　　　　D. 从染色体到基因

三、简答题

1. 现代医学遗传学将人类遗传病划分为哪几类？

2. 分析遗传性疾病与先天性疾病的差异。

3. 说明遗传性疾病与家族性疾病的不同。

第二章　遗传的分子基础

第一节　遗传物质的本质

　　生命的活动和延续离不开遗传物质的表达和传递，在很长时期人们错误地认为蛋白质是生物的遗传物质，直到 1944 年，艾弗里通过对肺炎链球菌的遗传转化长达 16 年的研究之后，首次证实遗传物质是核酸而不是蛋白质或其他物质。核酸主要有两种类型，即脱氧核糖核酸（DNA）和核糖核酸（RNA）。DNA 是主要的遗传物质，而在缺乏 DNA 的某些病毒中，RNA 是遗传物质。1953 年，美国生物学家沃森（James D Watson）和英国物理学家克里克（Francis HC Crick）在英国"Nature"杂志上登载的一篇论文《核酸的分子结构—脱氧核糖核酸的一个结构模型》，提出 DNA 分子的双螺旋结构模型，揭示了遗传物质的结构，为合理解释遗传物质的多种功能奠定了基础。

一、核酸的化学组成

　　核酸是一种高分子化合物，它的基本单位是核苷酸。每个核苷酸由三个部分构成：五碳糖（图 2-1）、磷酸和含氮碱基，这种碱基包括嘌呤和嘧啶（图 2-2）。DNA 的基本结构单位是脱氧核糖核苷酸，每分子脱氧核糖核苷酸由 1 分子磷酸、1 分子脱氧核糖和 1 分子含氮碱基组成，组成 DNA 的碱基分别是腺嘌呤（adenine，A）、鸟嘌呤（guanine，G）、胸腺嘧啶（thymine，T）和胞嘧啶（cytosnine，C）。RNA 的基本结构单位是核糖核苷酸，每分子核糖核苷酸由 1 分子磷酸、1 分子核糖和 1 分子含氮碱基组成，组成 RNA 的碱基分别是腺嘌呤（adenine，A）、鸟嘌呤（guanine，G）、胞嘧啶（cytosnine，C）、尿嘧啶（uridine，U）。

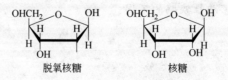

脱氧核糖　　　　核糖

图 2-1　核酸分子的五碳糖

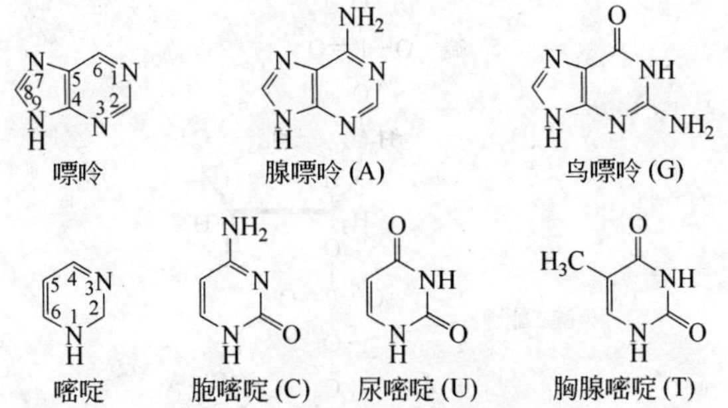

嘌呤　　　　　腺嘌呤 (A)　　　　　　鸟嘌呤 (G)

嘧啶　　　胞嘧啶 (C)　　尿嘧啶 (U)　　胸腺嘧啶 (T)

图 2-2　核酸分子的含氮碱基

知识链接

核酸的发现

1868 年瑞士化学家米歇尔（1844—1895）首先从脓细胞分离出细胞核，用碱抽提再加入酸，得一种含氮和磷特别丰富的沉淀物质，当时曾叫它核质。因为这类物质是从细胞核中提取出来的，而且具有酸性，因此改称为核酸。20 世纪 20 年代，德国生理学家柯塞尔（1853—1927）和他的学生琼斯（1865—1935）、列文（1896—1940）经过研究得到了核酸的化学成分及其最简单的基本结构，证实它是由四种不同的碱基及核糖、磷酸组成，其基本结构单位是碱基-核糖-磷酸构成的核苷酸。1929 年确定了核酸有两种，一种是脱氧核糖核酸，另一种是核糖核酸。

二、DNA 的结构与功能

1. DNA 的结构

DNA 分子是由两条多聚脱氧核苷酸链以反向平行的方式，由氢键连接而成的双螺旋结构。一个脱氧核苷酸中脱氧核糖的 $1'$ 碳与碱基相连，$5'$ 碳与磷酸相连（图 2-3）。

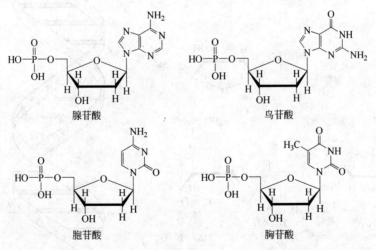

腺苷酸　　　　　　　　　　　鸟苷酸

胞苷酸　　　　　　　　　　　胸苷酸

图 2-3　DNA 分子的结构单位——脱氧核糖核苷酸

多个脱氧核苷酸在酶的催化作用下通过磷酸二酯键将脱氧核糖的 $5'$ 位和 $3'$ 位相互连接，形成多聚脱氧核糖核苷酸链（图 2-4）。该链具有 $5'$ 磷酸末端和 $3'$ 羟基末端的极性方向，DNA 分子中两条链的方向相反。

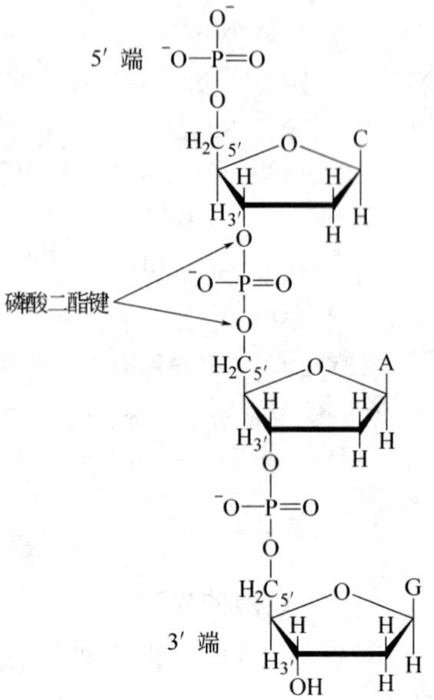

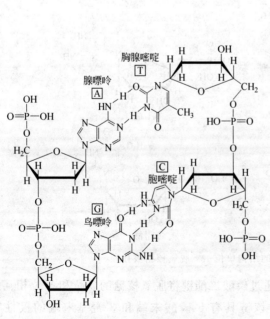

图 2-4　多聚脱氧核糖核苷酸中的磷酸二酯键

沃森和克里克关于 DNA 双螺旋结构的模型认为：DNA 分子的两条核苷酸链上的碱基严格遵循"碱基互补配对"的原则，即一条链上的胸腺嘧啶（T）与另一条链上的腺嘌呤（A）配对，一条链上的胞嘧啶（C）与另一条链上的鸟嘌呤（G）配对，配对碱基以氢键相连（图 2-5）。

构成 DNA 分子的两条链按右手螺旋组成双螺旋结构。双螺旋中任一条核苷酸链绕纵轴旋转一周所升降的螺距为 3.4nm，其中包括 10 个碱基对（bp），每个碱基对之间的距离为 0.34nm（图 2-6）。

图 2-5　DNA 的碱基结合形式 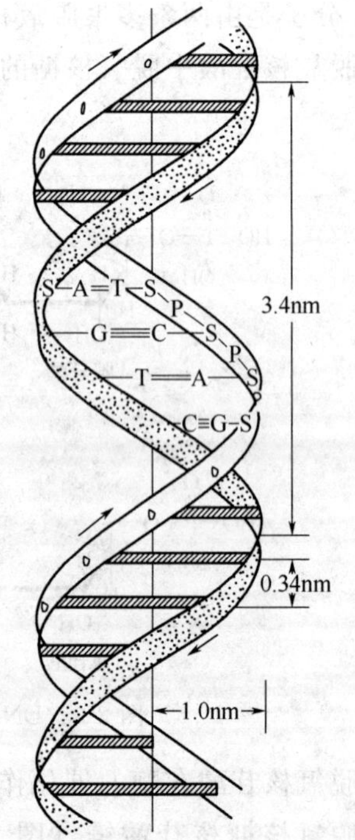　　　　　图 2-6　DNA 双螺旋结构模型

2. DNA 的功能

作为主要遗传物质的 DNA 起着遗传信息的储存和传递的作用。

（1）遗传信息的储存　　DNA 分子中脱氧核糖与磷酸交替排列的顺序是稳定不变的，但碱基对的排列顺序是变化的。DNA 的碱基虽然只有 4 种（A、T、C、G），碱基对只有 2 种（A＝T、C≡G），但碱基的数目多，四种碱基可以重复排列，这样就可形成千变万化的碱基排列顺序。例如，在一段含 1000 个碱基对的 DNA 序列中，就可能有 4^{1000} 种不同的排列组合类型，而遗传信息就蕴藏在特定的碱基序列中，决定着生物的特异性和多样性。

（2）遗传信息的传递　　DNA 主要是通过自我复制、转录来传递遗传信息的。以 DNA 的两条链为模板互补合成子代 DNA 的过程称为复制。复制产生的两个 DNA 分子与原来的 DNA 分子的碱基排列顺序完全相同，每个子代 DNA 分子中的一条链来自亲代 DNA，另一条链是新合成的，所以也称为半保留复制。DNA 复制时，首先在酶的作用下双螺旋解开，两条链碱基间的氢键断裂，以解开的每股单链为模板，按照碱基互补配对原则，以游离于细胞核内的脱氧核苷酸为原料，在 DNA 聚合酶和连接酶的作用下，沿着 $5'\rightarrow3'$ 的方向合成互补的 DNA 新链。新链与模板链盘旋成稳定的双螺旋结构，遗传信息从亲代 DNA，传递给子代 DNA。转录是以 DNA 的一条链为模板，在 RNA 聚合酶的作用下，合成 RNA 的过程。通过转录遗传信息从 DNA 传递给 RNA，其过程可见"基因的表达"。

三、RNA 的结构与功能

与 DNA 相比，RNA 种类多，分子量较小，一般是单链结构。主要有：信使 RNA（messengerRNA，mRNA）、转运 RNA（transfer RNA，tRNA）、核糖体 RNA（ribosomal RNA，rRNA）、小核 RNA（small nuclear RNA，snRNA）以及核酶（ribozyme）等，不同的 RNA 有着不同的功能。

1. 信使 RNA

mRNA 基本是单链线形结构，部分节段可绕成环形，mRNA 能把 DNA 的遗传信息准确地转录下来，作为蛋白质合成的模板，决定氨基酸的排列顺序，在遗传物质表达的过程中传递遗传信息。RNA 病毒和 RNA 噬菌体中的 RNA 既是遗传信息的载体又具有 mRNA 的功能。

2. 转运 RNA

tRNA 是具有携带并转运氨基酸功能的一类小分子核糖核酸，单链结构，在单链折叠过程中，一些碱基之间互补配对成假双链，使整个 tRNA 形成三叶草型结构（图 2-7）。在三

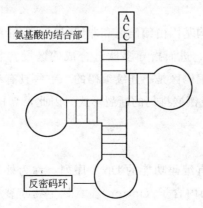

图 2-7　tRNA 分子的三叶草结构示意图

叶草柄部的末端有三个碱基，能特异性地结合活化的氨基酸，其相对的一端为反密码环，反密码环上的碱基与 mRNA 上的碱基互补配对，从而保证 mRNA 上的遗传信息准确地表达为蛋白质中氨基酸的排列顺序。

3. 核糖体 RNA

rRNA 相对来说数量较多、分子量较大，单链，但在局部形成双螺旋结构。rRNA 与蛋白质结合形成核糖体，为蛋白质的合成提供场所。

小核 RNA 在 hnRNA 剪接加工为成熟的 mRNA 的过程中起重要作用；核酶是具有催化作用的 RNA。

第二节　基　　因

一、基因的概念与分类

1. 基因的概念

1865 年，孟德尔根据豌豆杂交试验提出了遗传因子假说。1909 年，丹麦遗传学家约翰森创造了"gene"（基因）这个名词来表述孟德尔的遗传因子。1910 年，遗传学家摩尔根在著名的《基因论》一书中科学地定义了经典的基因概念：基因是孤立地排列在染色体上的具有特定功能，能独立发生突变和遗传交换的"三位一体"的最小的遗传单位。这一概念成为了经典遗传学的重要理论支柱。经过 100 多年的发展，现代观点认为基因是有遗传效应的 DNA 片段，是控制生物性状的基本遗传单位。基因具有三个基本特性：基因可以自我复制；基因决定性状；基因可以突变。

2. 基因的分类

人体内的基因根据其所在位置可以分为细胞核基因和线粒体基因，通常所说的基因，是指细胞核基因。根据功能可将基因分为结构基因、调控基因及只转录不翻译的基因。结构基因是能够表达为决定生物性状的某种蛋白质或酶的基因，结构基因突变会引起相应蛋白质分子发生改变，常表现为某种蛋白质或酶的活性异常；调控基因是调节控制结构基因表达的基因，调控基因突变可使一个或多个蛋白质合成的量发生改变；核糖体 RNA 基因、转运 RNA 基因属于只转录不翻译的基因。

二、基因的结构

真核生物包括人类的结构基因由编码区和非编码区（侧翼序列）两部分组成，编码区是能够转录形成相应的 mRNA，进而指导多肽链合成的区段。非编码区是位于编码区两侧，不能被转录、翻译的区段。编码区是不连续编码的，一些具有编码功能的 DNA 序列被一些非编码 DNA 序列隔开，形成镶嵌排列的断裂形式。因此，真核生物的基因也称为断裂基因（图 2-8）。

1. 编码区

真核生物断裂基因中具有编码功能的 DNA 序列，称为外显子（exon）。两个外显子之间的非编码 DNA 序列，称为内含子（intron）。真核生物断裂基因转录后形成的初始 RNA 为前体 mRNA（hnRNA），其中的内含子在随后被剪除，然后外显子连接在一起，再经过

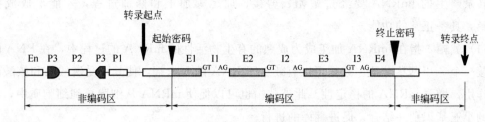

En：增强子 P：启动子 E：外显子 I：内含子

图 2-8 真核生物断裂基因结构示意图

一系列的加工，才能成为有生物活性的成熟 mRNA。该成熟 mRNA 被运送到细胞质中，在核糖体上翻译出产物。

2. 非编码区

非编码区也称为侧翼序列（fianking sequence），侧翼序列对基因的表达具有调控作用，包括启动子、增强子、终止子等。

（1）启动子 启动子（promoter）是指 DNA 分子上被 RNA 聚合酶、转录调节因子等识别并结合形成转录起始复合物的区域。位于基因转录起始点的上游，主要包括三种序列：①TATA 框，位于转录起始点上游−25～−30bp 处，由 TATAA（T）AA（T）七个碱基组成；②CAAT 框，位于转录起始点上游−70～−80bp 处，由 GGC（T）CAATCT 九个碱基组成；③GC 框，有两个拷贝，由 GGCGGG 六个碱基组成。但并不是所有的真核生物的启动子都同时含有这三种序列。

（2）增强子 增强子（enhancer）指能增强基因转录效率的 DNA 序列，存在于启动子上游或下游，特异性地与转录因子结合，增强启动子的转录能力，提高基因的转录效率。

（3）终止子 终止子（terminator）位于基因 3′端，由 AATAAA 和一段反向重复序列（回文序列）组成，具有终止转录的功能。AATAAA 是多聚腺苷酸的附加信号，回文序列转录后可以形成发卡式结构，阻止 RNA 聚合酶的移动，从而使转录产物 RNA 从模板上脱落下来，使转录终止。

三、基因表达

基因表达是指基因 DNA 序列中所储存的遗传信息经转录和翻译转变成具有活性的蛋白质分子的过程。真核生物的转录和翻译不同步，转录在细胞核内进行，翻译在细胞质内进行。

1. 转录

转录（transcription）是指在 RNA 聚合酶的催化下，以 DNA 双链中的一条链为模板合成 RNA 的过程。对于每一个特定的基因而言，两条脱氧核苷酸链中一条链是储存遗传信息的，称为编码链，而另一条与它互补的链，称为反编码链或模板链。转录以反编码链为模板，按碱基互补配对原则合成 RNA。经过转录形成的 RNA 的碱基序列和编码链的碱基序列一致，只是 DNA 分子中的碱基 T，在 RNA 分子中被碱基 U 所取代了。这样经过转录把 DNA 分子所储存的遗传信息转移到了 RNA 分子中。

　　转录产生的 hnRNA 要经过戴帽、剪接、加尾等加工和修饰过程，才能形成成熟的 mRNA，具备正常的功能。

　　（1）戴帽　指在 hnRNA 加工成为成熟的有生物活性的 mRNA 的过程中，在 RNA 的 5′ 端连接一个 7-甲基鸟苷酸。戴帽可以有效封闭 RNA 的 5′ 末端，使其不受磷酸酶和核酸酶的水解作用，增强 mRNA 的稳定性。此外戴帽也可以促使 mRNA 从细胞核到细胞质中，与核糖体的小亚基识别并结合，促进翻译的进行。

　　（2）加尾　指在 hnRNA 的加工过程中，在其 3′ 末端连接约 200 个腺苷酸，形成多聚腺苷酸（polyA）尾。这一过程需要腺苷酸聚合酶的催化作用，称为多聚腺苷酸化（polyadenylation）反应。

　　（3）剪接　指在酶的作用下，将真核生物断裂基因内含子对应的序列剪除，同时将外显子对应的序列连接起来的过程。剪接过程中细胞核内一种富含 U 的小分子 RNA（small nuclear RNA，snRNA）起着很重要的作用。这些 snRNA 与若干剪接蛋白质结合形成剪接复合体（small nuclear ribonucleoproteins，snRNP），snRNP 识别内含子中的 RNA 特定序列，并与之结合形成 snRNP-内含子复合物，将内含子的 5′GU 和 3′AG 精确而有序地聚合在一起，使内含子形成一个一个套环结构。内含子被切除后降解，外显子相连，snRNP-内含子复合物解体（图 2-9）。

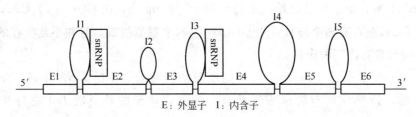

E：外显子　I：内含子

图 2-9　在 snRNA 参与下前体 mRNA 剪接形成 mRNA 的过程

　　2. 翻译

　　翻译（translation）是指将 mRNA 碱基序列中所储存的遗传信息在细胞质中的核糖体上"解读"成为氨基酸序列的过程，其实质是以 mRNA 为模板指导合成蛋白质多肽链的过程。翻译的过程需要多种 RNA 参与，其中 mRNA 是携带遗传密码的信使，是蛋白质合成的模板。

　　（1）遗传密码　在 mRNA 上，每三个相邻的碱基组成一个密码子，mRNA 的四种碱基 A、U、G、C，将有 $4^3 = 64$ 种组合形式，形成 64 个密码子。在 64 个密码子中，有三个密码子 UAA、UAG、UGA 不编码任何氨基酸，是多肽链合成的终止信号，称为终止密码子。剩余 61 个密码子编码 20 种氨基酸，其中 AUG 兼做起始密码子（表 2-1）。

　　遗传密码具有以下一些特性：①通用性。遗传密码从原核生物到人类都通用。但是也有少数例外，如人的线粒体中 UGA 不是终止信号，而是色氨酸的密码子。②兼并性。遗传密码中多个密码子可编码同一种氨基酸，例如，ACU、ACC、ACA、ACG 都编码苏氨酸，并且大多数具有兼并性的密码子只是第三位上的碱基不同。③方向性。mRNA 的读码方向是从 5′ 端开始，向 3′ 端阅读。④连续性。密码子在 mRNA 上的排列是连续的，两个密码子之间无任何核苷酸的间隔。

表 2-1　遗传密码表

第一碱基 （5'端）	第 二 碱 基				第三碱基 （3'端）
	A	U	C	G	
A	AAA 赖氨酸	AUA 异亮氨酸	ACA 苏氨酸	AGA 精氨酸	A
	AAU 天冬酰胺	AUU 异亮氨酸	ACU 苏氨酸	AGU 丝氨酸	U
	AAC 天冬酰胺	AUC 异亮氨酸	ACC 苏氨酸	AGC 丝氨酸	C
	AAG 赖氨酸	AUG 甲硫氨酸①	ACG 苏氨酸	AGG 精氨酸	G
U	UAA 终止	UUA 亮氨酸	UCA 丝氨酸	UGA 终止	A
	UAU 酪氨酸	UUU 苯丙氨酸	UCU 丝氨酸	UGU 半胱氨酸	U
	UAC 酪氨酸	UUC 苯丙氨酸	UCC 丝氨酸	UGC 半胱氨酸	C
	UAG 终止	UUG 亮氨酸	UCG 丝氨酸	UGG 色氨酸	G
C	CAA 谷氨酰胺	CUA 亮氨酸	CCA 脯氨酸	CGA 精氨酸	A
	CAU 组氨酸	CUU 亮氨酸	CCU 脯氨酸	CGU 精氨酸	U
	CAC 组氨酸	CUC 亮氨酸	CCC 脯氨酸	CGC 精氨酸	C
	CAG 谷氨酰氨	CUG 亮氨酸	CCG 脯氨酸	CGG 精氨酸	G
G	GAA 谷氨酸	GUA 缬氨酸	GCA 丙氨酸	GGA 甘氨酸	A
	GAU 天冬氨酸	GUU 缬氨酸	GCU 丙氨酸	GGU 甘氨酸	U
	GAC 天冬氨酸	GUC 缬氨酸	GCC 丙氨酸	GGC 甘氨酸	C
	GAG 谷氨酸	GUG 缬氨酸	GCG 丙氨酸	GGG 甘氨酸	G

① 真核生物中 AUG 作为起始密码子同时编码甲硫氨酸。

知识链接

遗传密码的破译

　　1960 年，一个名叫马特海的 31 岁青年从德国来到美国华盛顿特区的国家健康研究所，寻找他所感兴趣的研究工作。他觉得蛋白质合成研究既是一种挑战，也蕴藏着突破的机遇，于是，他加入 33 岁的尼伦贝格的研究课题。当时生物界已经通过实验得出结论——多肽的合成需要 RNA。马特海与尼伦贝格探讨的问题是：哪一种 RNA 可以促进多肽的合成？他们首先验证了多肽的合成仅有核糖体及核糖体 RNA 是不够的，可能还需要带有遗传信息的 RNA。在一次试验中，他们向一组试管中加入不同的酶、核糖体、ATP、16 种已有的氨基酸，然后在其中分别加入 polyU、polyA、polyAU，结果在 polyU 试管中产生了许多蛋白质。马特海想：polyU 主要利用了哪些氨基酸？他将不同的氨基酸分别加入到 polyU 试管系统中，最后发现 polyU 合成的肽链中全部是苯丙氨酸。虽然这时马特海还不知道几个 polyU 可以在肽链合成时决定一个苯丙氨酸，但此时，他却成为世界上破译第一个遗传密码的人。后来，尼伦贝格和柯拉纳发现 3 个核苷酸为一个密码子决定一个氨基酸。到 1966 年，尼伦贝格和科拉纳等人完成了对全部遗传密码的破译。

　　（2）翻译过程　翻译的实质是蛋白质多肽链的合成过程，这一过程可以划分为起始、延长和终止。

　　首先活化的氨基酸与 tRNA 结合形成氨酰－tRNA，在各种起始因子作用下，核糖体的大小亚基、mRNA 和具有启动作用的氨酰－tRNA 结合成起始复合体，形成多肽链的合成起点。具有启动作用的氨酰－tRNA在真核细胞中为甲硫氨酰－tRNA。在核糖体的大亚基上有两个重要的位点：P位和A位。甲硫氨酰－tRNA的反密码子与mRNA的起始密码子AUG特异性识别并结合，从而进入核糖体的P位，而A位则空着，有待于与mRNA第二个密码相对应的氨酰－tRNA进入，从而进入延长阶段。

起始复合体形成后，按照mRNA密码序列的指导，各种氨酰－tRNA依次结合到核糖体上。第二个氨酰－tRNA进入A位后，其上的氨基酸与前面的氨基酸在转肽酶的催化下，形成肽键。P位的甲硫氨酰－tRNA的氨基酸和tRNA分离，tRNA从核糖体上释放，空出了P位。A位的tRNA分子携带肽链，在移位酶和GTP的作用下移到P位而把A位空出，使A位再去接受新的氨酰－tRNA。翻译过程按照进位、成肽、转位等步骤不断地重复进行。每重复一次，多肽链上就增加一个氨基酸残基，使多肽链不断延长。

当核糖体在mRNA分子上由$5'\rightarrow3'$方向移动到终止密码子的时候，多肽链的合成就终止。在释放因子的作用下，核糖体从mRNA分子上脱落下来，大小亚基分开，游离存在于细胞质中，翻译过程结束。

四、基因表达的调控

生物体的每个细胞都含有生物生长、发育和繁殖所需的全部遗传信息，但这些遗传信息并不是同时全部表达出来，特定场合的特定时间总是只有部分基因表达。在生物发育的不同阶段、不同部位的细胞，开放表达的基因种类、数量和强度都不一样，合成的蛋白质的种类和数量也不相同，显示出基因表达的时空有序性，这表明细胞内存在有效的基因表达调控系统。

1. 原核生物基因表达的调控

原核生物基因表达的调控主要在转录水平上进行，大多是操纵子调控模式。操纵子通常由启动子、操纵基因和一系列紧密连锁的结构基因串联组成。

第一个被发现的操纵子是大肠杆菌乳糖操纵子。1961年法国巴斯德研究所著名的科学家Jacob和Monod在实验的基础上建立了乳糖操纵子学说。大肠杆菌乳糖操纵子包括启动子P、操纵基因O和3个结构基因——lacZ、lacY、lacA（图2-10）。

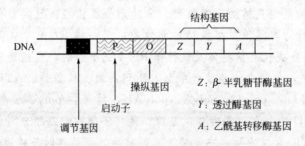

图2-10　乳糖操纵子结构示意图

启动子是RNA聚合酶的结合位点，它的作用是启动mRNA合成开始。操纵基因与启动子相邻，它们的DNA序列常交错或重叠，操纵基因是阻遏蛋白的结合位点，控制着结构基因的转录。三个结构基因则分别编码三种酶：LacZ合成β-半乳糖苷酶，催化乳糖转变为半乳糖和葡萄糖；lacY合成透过酶，促使环境中的乳糖进入大肠杆菌；lacA合成乙酰基转移酶，催化半乳糖的乙酰化。调节基因位于操纵子上游，能产生阻遏蛋白，阻止结构基因转录。

乳糖操纵子通过调节乳糖催化酶的产生来调控大肠杆菌的乳糖代谢，其调控机制如下：当环境中没有乳糖时，调节基因转录出 mRNA，合成阻遏蛋白，阻遏蛋白识别并结合到操纵基因上，使结构基因不能转录出 mRNA，不能翻译酶蛋白。当环境中有乳糖存在时，乳糖代谢产生异构乳糖，异构乳糖能和调节基因产生的阻遏蛋白结合，使阻遏蛋白改变构象，不能和操纵基因结合，失去阻遏作用，结果 RNA 聚合酶与启动子结合，并使结构基因活化，转录出 mRNA，翻译出酶蛋白。乳糖被分解完后，阻遏蛋白又恢复原来的构象，重新与操纵基因结合，使结构基因转录停止。

2. 真核生物基因表达的调控

真核生物基因表达的调控与原核生物有很大的差异，这是因为真核生物基因组 DNA 含量比原核生物多，而且在染色体上除 DNA 外还含有蛋白质、RNA 等，真核生物的转录和翻译分别是在细胞核和细胞质中进行。真核生物在调控层次上可分为转录前水平、转录水平、转录后水平、翻译水平和翻译后水平上的调控。

（1）转录前水平的调控　真核生物基因组 DNA 通常与组蛋白及少量非组蛋白结合成染色质，其中组蛋白能非特异性地抑制 DNA 的转录活性，而非组蛋白可解除组蛋白的抑制作用，促进 DNA 转录。另外染色质螺旋化的程度也影响 DNA 的转录活性，疏松的常染色质易于转录，异固缩的异染色质往往无转录活性。

（2）转录水平的调控　基因转录水平的调控比较复杂，是基因表达调控的重要环节，不同基因的调控方式既有共同点，又不尽相同。转录水平的调控与 RNA 聚合酶、启动子、转录因子等有关。

（3）转录后水平的调控　真核生物中，编码蛋白质的基因转录产生的 hnRNA 要经过戴帽、剪接、加尾等加工过程，才能形成成熟的 mRNA，大多数这些加工过程是受到调控的。例如，通过不同的剪接可以由一个基因的转录物产生出不同的成熟 mRNA，从而翻译出不同的蛋白质。

（4）翻译水平的调控　基因的表达在翻译水平，受核糖体数量、起始因子、延长因子和释放因子等蛋白质以及 tRNA 类型和数量的影响。

（5）翻译后水平的调控　真核生物翻译后需要对多肽链进一步加工修饰，才能成为具有一定空间结构和生物活性的蛋白质。翻译后的加工修饰方式有 N 端脱甲酰基、N 端乙酰化、多肽链磷酸化和糖基化、多肽链切割，以及两条或是多条肽链相连，进一步折叠形成特定的空间构象等，这种加工修饰属于翻译后调控。

第三节　基因突变

一、基因突变的概念与特性

1. 基因突变的概念

遗传物质是相对稳定的，但在一定内外因素影响下可以发生改变。DNA 分子中发生碱基对的组成或排列顺序的改变，叫做基因突变（gene mutation）。基因突变可以发生在生物个体发育的任何阶段和任意细胞中，包括体细胞和生殖细胞。如果基因突变发生在生殖细胞形成时期，突变基因将随生殖细胞的传递而存在于子代的每个体细胞中，使后代表现出相应的遗传性状改变，也就是说突变是可以遗传的，这种突变称为生殖细胞突变（gecm cell mutation)。如果基因突变发生在体细胞中，突变基因只会随体细胞的增殖而传递，在当代表现，其遗传性状一般不能直接传递给下一代，这种突变称为体细胞突变（somtic cell mutation），它是细胞癌变的基础。

2. 基因突变的特性

（1）基因突变的可逆性　基因突变具有可逆性，如显性基因 A 可以突变为隐性基因 a，隐性基因 a 也可以突变成显性基因 A。前者称为正突变（forward mutation），后者称为回复突变或反突变（back mutation）。正突变和回复突变的频率是不同的，二者突变频率的差异不难理解。如果我们设想一个正常野生型基因是包含 1000 个碱基对的 DNA 片段，其中任何一个碱基对的变化都是正向突变，而回复突变则只有在特定变化了的碱基对重新恢复原来的状态下才能发生。因此，回复突变要求高度的特异性，其突变频率自然比正向突变低得多。

（2）基因突变的多向性　基因突变的多向性是指同一基因在群体中可以发生多种独立的突变，即产生多个等位基因。如基因 A 可以突变成等位基因 a_1、a_2、a_3 等，从而构成复等位基因。人类 ABO 血型就是 I^A、I^B、i 三种基因构成的复等位基因决定的。

（3）基因突变的稀有性　自然状态下基因突变的频率很低，不同生物的基因突变率是不同的。高等生物的自发突变率为 $1\times10^{-10}\sim1\times10^{-5}$/配子/位点/代，人类的突变率约为 1×10^{-6}/配子/位点/代。

（4）基因突变的有害性　大部分基因突变对生物体本身都是有害的，人类的遗传病绝大多数是由基因突变造成的。因为生物现有性状是经过长期进化形成的遗传平衡系统，任何基因突变都将破坏和扰乱原有的遗传平衡，从而产生有害的影响。

二、基因突变的诱发因素

根据基因突变发生的原因，可将突变分为自发突变和诱发突变。自发突变（spontaneous mutation）也称自然突变，即在自然条件下，细胞在正常生活过程中产生，或受环境随机作用而发生的。诱发突变（induced mutation）则是在人为诱变条件的作用下发生的突变。这两类突变的表现形式没有差别。研究表明，基因突变与生物体所处的外部和内部的环境条件有关，一些物理、化学和生物等因素都可以诱发基因突变。

1. 物理因素

物理诱变因素可以分为电离辐射和非电离辐射两类。电离辐射包括 X 射线、γ 射线、α 射线和 β 射线等，这些射线通过引起碱基结构的改变，导致 DNA 的断裂、错接以及碱基配对关系的改变，从而产生基因突变。非电离辐射主要包括紫外线等，紫外线照射容易引起 DNA 同一链上的两个邻接嘧啶碱的共价连接，形成嘧啶二聚体，最常见的是形成胸腺嘧啶二聚体。

2. 化学因素

根据诱变剂的作用机制，化学因素主要有以下三类。

（1）碱基类似物　碱基类似物是指与核酸中四种碱基的化学结构相似的一些物质。如 5-溴尿嘧啶在结构上与胸腺嘧啶（T）十分相似，有酮式和烯醇式两种可以互变的异构体，它们可以分别与 A 和 G 配对，从而导致突变的发生（图 2-11）。

（2）修饰碱基结构的诱变剂　这类物质能够与 DNA 分子中的碱基作用，使碱基分子的结构改变，从而导致碱基的替代，常见的有亚硝酸、羟胺和烷化剂等。亚硝酸可使具有氨基

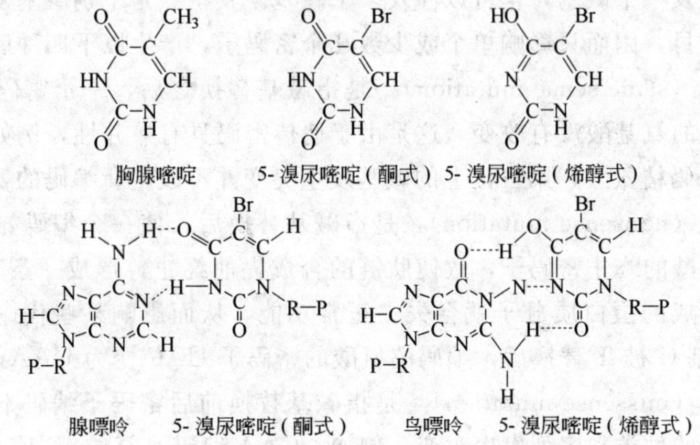

胸腺嘧啶　　　5-溴尿嘧啶（酮式）5-溴尿嘧啶（烯醇式）

腺嘌呤　　5-溴尿嘧啶（酮式）　　鸟嘌呤　　5-溴尿嘧啶（烯醇式）

图 2-11　5-溴尿嘧啶的酮式、烯醇式结构及配对特性图

的碱基发生氧化脱氨反应，如使 A 脱氨基转变为次黄嘌呤与 G 配对；羟胺则可以专一地与胞嘧啶 C 结合，使其转变为羟胺胞嘧啶并与腺嘌呤 A 配对；烷化剂则能将自身的烷基转移到碱基上，使碱基发生烷基化，从而导致碱基的配对方式发生改变。

（3）插入诱变剂　这类诱变剂能够结合到 DNA 分子中，引起 DNA 分子遗传密码的阅读顺序发生改变，从而导致突变。常见的有丫啶橙、溴化乙锭、原黄素等。

3. 生物因素

生物因素主要指真菌的代谢产物、病毒、寄生虫等，例如麻疹病毒、风疹病毒等感染细胞后，均可引起基因突变。早期胚胎发育的细胞对此尤为敏感，因此，妊娠早期病毒感染，常可引起基因突变而导致胎儿畸形。

三、基因突变的类型

基因突变可分为碱基替换、移码突变和动态突变三种类型。

1. 碱基替换

DNA 分子中一个碱基被另一个不同的碱基所取代，称为碱基替换。碱基替换包括转换和颠换两种方式（图 2-12）。转换（transition）是指一种嘌呤被另一种嘌呤所替换，或者一种嘧啶被另一种嘧啶所替换；颠换（transversion）是指一种嘧啶被一种嘌呤替换，或一种嘌呤被一种嘧啶替换。

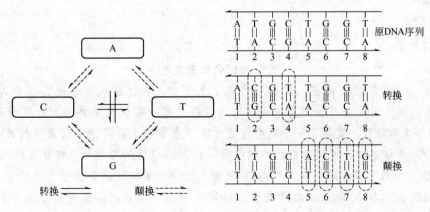

图 2-12　碱基替换

　　替换可以只涉及一个碱基，也可以涉及多个碱基。其特点是个别碱基发生改变，而没有增加或减少碱基数目，因而只影响单个或少数几个密码子，产生以下四种后果。

　　（1）同义突变（same sense mutation）　是指碱基替换之后，一个密码子变成另一个密码子，但是所编码的氨基酸没有改变。这是由于遗传密码具有兼并性，例如，密码子 CGA、CGG 和 CGU 均编码精氨酸，第三位上的碱基发生突变并不改变所编码的氨基酸。

　　（2）无义突变（nonsense mutation）　是指碱基替换后，使一个编码氨基酸的密码子变为不编码任何氨基酸的终止密码子，致使肽链的合成提前终止，形成一条不完整的多肽链，由这条多肽链组装成的蛋白质分子就会失去正常功能，从而影响某些代谢过程。例如，当 ATG 最后一个碱基 G 被 T 替换后，编码酪氨酸的密码子 UAC 变为 UAA，成为终止信号。

　　（3）错义突变（missense mutation）　是指碱基替换前后密码子编码不同的氨基酸，从而使多肽链氨基酸的种类和序列发生改变。例如，GAA 编码谷氨酸，当第一个碱基 G 被 A 替换后，则变成 AAA，编码赖氨酸。错义突变的结果通常使多肽链丧失原有的功能，许多蛋白质的异常就是错义突变引起的。

　　（4）终止密码突变（terminator codon mutation）　是指 DNA 分子中的某一终止密码突变为编码氨基酸的密码子，从而使多肽链的合成继续下去，直至下一个终止密码为止，形成超长的异常多肽链。

　　2. 移码突变

　　移码突变（frame shift mutation）是指 DNA 碱基序列中插入或缺失一个或几个不是 3 的倍数个碱基对，造成在插入或缺失点下游的所有密码子发生改变。例如，原来是 GAAGAAGAAGAA……的一个 mRNA 分子，按照密码子所合成的肽链是一个由谷氨酸构成的多肽。如果开头插入一个 G，那么 mRNA 就变成了 GGAAGAAGAAGA……按照这些密码子合成的肽链就是一个甘氨酸开头的精氨酸的多肽。移码突变产生的后果一般比较严重。

　　3. 动态突变

　　动态突变（dynamic mutation）是指 DNA 分子中的核苷酸重复序列拷贝数发生不同程度的扩增。目前已发现近 20 种遗传病与动态突变有关，如脆性 X 综合征、先天性强直性肌营养不良等。正常情况下，X 染色体上 CGG 序列拷贝数为 6～50 之间，而脆性 X 综合征患者的拷贝数扩增到 200 以上。动态突变的机制可能是姐妹染色单体的不等交换或重复序列中的断裂错位。

知识链接

脆性 X 综合征的发现

　　1940 年，遗传学家发现在人类的智力低下患者中，男性发病率总是高于女性，因此，怀疑这种智力低下可能与 X 染色体有关，因为男性只有一条 X 染色体而女性有两条 X 染色体。到了 1969 年前后，发现了一个典型的智力低下患者家系，对这个家系里的两个智力低下男孩进行染色体分析，发现他们的细胞内唯一的 X 染色体均有别于正常男性的 X 染色体，表现在 X 染色体的长臂末端出现"缢沟"。患者的这种细胞在缺乏胸腺密啶或叶酸的环境中培养时，往往会出现 X 染色体在"缢沟"处发生断裂，因此，将这种病命名为脆性 X 综合征。

第四节　DNA 损伤的修复

细胞内外的多种因素可导致 DNA 分子的损伤，而机体在长期进化过程中，形成了 DNA 损伤的修复系统，可使 DNA 受到的损伤得以恢复，降低基因突变率，保持 DNA 分子的相对稳定。下面就紫外线照射引起的 DNA 损伤来介绍 DNA 损伤修复的方式。

1. 光修复

机体内的光解酶能识别紫外线照射所形成的嘧啶二聚体，并和它结合，形成酶和 DNA 的复合物，再利用可见光提供的能量，使二聚体解开成为单体，然后酶从复合物中释放出来，完成修复过程（图 2-13）。这种修复方式主要存在于低等生物体内，但人体内也存在这种光解酶。

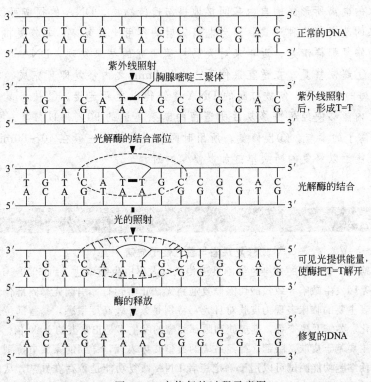

图 2-13　光修复的过程示意图

2. 切除修复

切除修复就是把含有嘧啶二聚体的 DNA 片段切除，然后合成新的核苷酸链进行修补。首先，核酸内切酶特异识别 DNA 损伤部位，在损伤部位的 5′端作一切口，然后核酸外切酶从 5′端至 3′端方向切除损伤的 DNA 单链，同时在 DNA 聚合酶作用下，以损伤链的互补链为模板，合成新的 DNA 单链，最后，DNA 连接酶将新合成的 DNA 单链与原有的单链通过磷酸二酯键连接，完成修复过程。切除修复是人类的主要修复方式。

3. 重组修复

含有嘧啶二聚体的 DNA 仍可进行复制。但当复制到损伤的部位时，子代 DNA 链与损伤部位相对应处无法复制而出现缺口。复制结束后，完整的母链与有缺口的子链重组，子链的缺口由母链的相应核苷酸片段弥补，从而使缺口转移到母链上。在母链的缺口处，以对侧的子链为模板，在 DNA 聚合酶的作用下，合成单链 DNA 片段，再通过 DNA 连接酶的作用使新片段与母链连接，重组修复完成。

重组修复并没有从 DNA 中除去二聚体。当第二次复制时，留在母链中的二聚体仍使复制不能正常完成，复制经过损伤的部位时所产生的缺口，仍旧要用同样的重组过程来弥补。但随着复制的继续，若干代以后，二聚体虽然始终没有除去，但损伤的 DNA 链逐渐被"稀释"，最后，终于无损于正常的生理过程，损伤也就得到了修复。

知识链接

电离辐射引起的 DNA 损伤及修复

电离辐射对 DNA 的损伤一般不像紫外线那样具有选择性，除射线的直接作用外，往往还可以通过对水的电离所形成的自由基间接地损伤遗传物质。DNA 的损伤可以是双链断裂、单链断裂、碱基的改变等多种形式。因为电离辐射的作用比较复杂，其修复机理还远没有紫外线照射损伤的修复那样清楚。近年来对大肠杆菌研究的结果发现，DNA 单链断裂后可有三种修复过程：①超快修复。在适宜条件下，大约 2min 之内修复即可完成。其可能的机制是在 DNA 连接酶的作用下，使被打断的 DNA 单链得以重新连接。②快修复。一般在射线照射后数分钟之内能够使经超快修复后所遗留的断裂单链的 90% 得以修复。快速修复可能需要 DNA 聚合酶 I 的参与。③慢修复。所用时间相对较长，一般在 40～60min 左右。这是一种对快修复未能予以修复的断裂单链加以修复的过程。

临床联系

修复缺陷与着色性干皮病

着色性干皮病是一种罕见的常染色体隐性遗传病，人群中患病率达 1∶65000～1∶100000。患者由于切除修复基因发生缺陷导致核酸切除修复通路无法正常运行，引起光暴露部位皮肤发生复杂的病理改变。患者主要的临床表现为皮肤对日光，特别是紫外线高度敏感，暴露部位皮肤出现色素沉着、干燥、角化、萎缩及癌变等，其皮肤和眼部肿瘤的发生率是正常人的 1000 倍。着色性干皮病的诊断在临床上主要基于皮肤、眼部、神经系统的典型临床表现，详细的家族史特别是近亲结婚史可以辅助诊断。活细胞功能测试可以用于确定患者 DNA 修复功能是否存在异常，从而帮助确定诊断。目前，着色性干皮病的防治措施主要有：严格防晒；口服钙剂和维生素 D，以补偿阳光照射不足导致的维生素 D 合成不足及钙质吸收减少；口服异维 A 酸预防肿瘤的发生。

目 标 检 测

一、名词解释

1. 断裂基因　2. 启动子　3. 终止子　4. 转录　5. 翻译　6. 遗传密码　7. 基因突变
8. 碱基替换　9. 移码突变

二、单项选择题

1. 1944 年，美国学者艾弗里和他的同事从 S 型肺炎双球菌中提取了 DNA、蛋白质、多糖等物质，然后将它们分别加入正在培养 R 型细菌的培养基，结果发现在加入 DNA 的培养基中，R 型细菌转化成了 S 型细菌，而加入蛋白质、多糖等物质的培养基中，R 型细菌不能发生这种转化。这一现象说明（　　　）。

① 在转化过程中，S 型细菌的 DNA 进入到了 R 型细菌中　　② DNA 是转化因子
③ 蛋白质和多糖在实验中起到了对照作用　　　　　　　　④ DNA 是遗传物质

  A. ①③　　　　　　B. ②③　　　　　　C. ②③④　　　　　　D. ①②③④

2. DNA 分子的两条链上排列顺序稳定不变的是（　　　）。

  A. 四种脱氧核苷酸　　B. 脱氧核糖和磷酸　　C. 碱基对　　　　　　D. 碱基

3. 在 DNA 分子中，两条链上的碱基通过氢键连接成碱基对，碱基配对正确的是（　　　）。

  A. A-T　　　　　　B. A-G　　　　　　C. T-G　　　　　　　D. T-C

4. 组成 DNA 的碱基只有 4 种，4 种碱基的配对方式只有 2 种，但 DNA 分子具有多样性，主要原因是（　　　）。

  A. DNA 分子是高分子化合物　　　　　B. 脱氧核糖结构不同
  C. 磷酸的排列方式不同　　　　　　　D. 碱基对的排列顺序不同

5. 遗传信息是 DNA 分子中（　　　）。

  A. 脱氧核糖的含量和排列　　　　　　B. 碱基互补配对的种类和数量
  C. A-T 与 G-C 的数量比　　　　　　D. 碱基对的排列顺序

6. 下列有关基因的叙述，错误的是（　　　）。

  A. 可以准确地复制　　　　　　　　　B. 能够存储遗传信息
  C. 是 20 种氨基酸的有序排列　　　　 D. 是有遗传效应的 DNA 片段

7. 基因控制性状表现的主要途径是（　　　）。

  A. RNA→蛋白质（性状）　　　　　　B. DNA→蛋白质（性状）
  C. RNA→DNA→蛋白质（性状）　　　D. DNA→RNA→蛋白质（性状）

8. 一个双链 DNA 分子中的腺嘌呤占碱基总数的 30%，则鸟嘌呤占（　　　）。

  A. 30%　　　　　　B. 60%　　　　　　C. 70%　　　　　　　D. 20%

9. 下列对转运 RNA 的描述，正确的是（　　　）。

  A. 每种转运 RNA 能识别并转运多种氨基酸
  B. 每种氨基酸只能被一种转运 RNA 转运
  C. 转运 RNA 能识别信使 RNA 的密码子
  D. 转运 RNA 转运氨基酸到细胞核内

10. 一条多肽链中有氨基酸 1000 个，作为合成该多肽链模板的 mRNA 分子和用来转录 mRNA 的 DNA 分子分别至少含有碱基（　　　）。

  A. 3000 个和 3000 个　　　　　　　B. 1000 个和 2000 个
  C. 2000 个和 4000 个　　　　　　　D. 3000 个和 6000 个

三、简答题

1. 简述 DNA 的结构要点。
2. 试述真核生物结构基因的结构。
3. 试述基因表达的过程。
4. 简述基因突变的类型及其分子机制。
5. 简述真核生物 hnRNA 加工成 mRNA 的过程。

第三章　遗传的细胞基础

学习目标：

1. 掌握细胞周期的概念及分期。
2. 掌握有丝分裂、减数分裂各时期细胞的主要特征。
3. 熟悉 DNA、染色质与染色体的关系。
4. 了解有丝分裂、减数分裂的意义。
5. 了解配子的发生及性别决定。

细胞是生物体（除病毒外）形态结构和生命活动的基本单位，遗传物质主要存在于细胞核内。生物体的遗传、变异的基本规律及其机制与细胞的结构、功能、分裂密切相关。各种遗传病的发生和病理过程也都有其细胞学基础。

细胞的增殖（cell reproduction）是生命的基本特征之一，通过细胞增殖，细胞的数量增加，生物体不断生长，生命得以延续。因此，只有了解细胞的增殖规律，才能对遗传信息的传递及遗传病等性状的形成有明确的认识。

第一节　细胞增殖周期

一、细胞增殖周期的概念

细胞增殖周期是 20 世纪 50 年代细胞学研究领域的重大发现之一。细胞从一次有丝分裂结束到下一次有丝分裂结束所经历的过程称为细胞增殖周期，简称细胞周期（cell cycle）。

细胞周期可分为四个时期：①G_1 期，为 DNA 合成前期。②S 期，为 DNA 合成期。③G_2 期，为 DNA 合成后期。④M 期，为细胞分裂期。G_1 期、S 期、G_2 期为细胞增殖周期的间期（inter phase），M 期为细胞增殖周期的分裂期（mitotic phase）。即：

$$
\text{细胞增殖周期}
\begin{cases}
\left.
\begin{array}{l}
G_1 \text{ 期（DNA 合成前期）}\\
S \text{ 期（DNA 合成期）}\\
G_2 \text{ 期（DNA 合成后期）}
\end{array}
\right\} \text{间期}\\
M \text{ 期（分裂期，分为前、中、后、末期）}
\end{cases}
$$

在完成细胞分裂之后，生物体内绝大多数细胞是停留在 G_1 期，然后分化并执行各自的功能，只有一部分细胞在进入 S 期后，开始第二个细胞增殖周期。哺乳动物体细胞，根据 DNA 合成和分裂能力的不同，可分成三类（图 3-1）：

（1）终末分化细胞或无增殖力细胞　这类细胞的结构和功能发生了高度分化，永远丧失了分裂能力，一旦完成分化就开始执行其生理功能，直到衰老死亡，如神经细胞、肌细胞等。

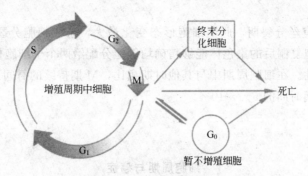

图 3-1 细胞增殖活动图解

（2）周期中细胞 这类细胞始终保持旺盛的分裂能力，不断地由一次分裂进入下一次分裂，这类细胞代谢水平高，对环境信号敏感，分化程度较低，它们对机体的构建和组织的更新发挥着重要作用，如造血干细胞、表皮基底层细胞等。

（3）G_0 期细胞或静止期细胞 这类细胞可暂时离开细胞周期，停止细胞分裂，但并未丧失增殖能力，当组织受到损伤或激素刺激时，可重新进入细胞周期开始分裂，如动物的肝细胞一般不再分裂，但经手术切除部分肝脏后，肝细胞恢复增殖能力，以修复损伤的组织，此外还有肾细胞等。G_0 期细胞的这种潜在分裂能力对生物体是非常有意义的。

细胞周期所经历的时间称为细胞周期时间（cell cycle time，Tc），不同的细胞其周期时间长短不同，主要是间期的 G_1 期所需时间长短不一，而 S 期、G_2 期和 M 期所需时间差别不太悬殊。

二、细胞增殖周期各时相的特点

细胞从一次分裂结束后到下一次分裂期开始之前的一段时间称为分裂间期。分裂间期在细胞增殖周期中是极为关键的一个阶段。在这一时期内遗传物质进行了复制，DNA 的含量倍增，为形成染色体、进行细胞分裂打下了物质基础。间期大约占细胞周期时间的 $90\% \sim 95\%$。

（一）G_1 期

G_1 期是自细胞结束一次分裂后开始的，是进行剧烈的细胞合成的时期，RNA、一些蛋白质和酶的合成在迅速进行，为 DNA 的复制作准备。细胞较快地生长，体积随着细胞内物质增多而增大。各类细胞 G_1 期的时间差异很大，有的细胞 G_1 期所需时间几乎为零，有的可以是数小时、数天、或数月，而神经细胞的 G_1 期甚至和生物的寿命一样长。G_1 期末还是推进细胞周期的一个关键时刻，也是药物等因素作用于细胞周期的一个敏感点。

（二）S 期

S 期主要完成 DNA 的合成（复制），组蛋白和非组蛋白也同时合成，共同组成新的染色质。DNA 复制是细胞增殖的关键，一般情况下，只要 DNA 的合成一开始，细胞的增殖活动就会进行下去，直到形成两个子细胞。

（三）G_2 期

G_2 期主要合成与有丝分裂有关的特殊蛋白质等，如微管蛋白和细胞膜上的蛋白质，此期还合成一些 RNA，为细胞分裂期作准备。同时染色质螺旋化，开始凝集。因此，G_2 期是细胞进入有丝分裂的准备阶段。

（四）M 期

M 期就是细胞有丝分裂期，此期细胞形态变化最大，亲代细胞分裂为两个相同的子细胞，且确保亲代细胞复制后的染色体能够精确均等地分配给两个子细胞核，使分裂后的细胞保持遗传上的一致性。在细胞周期中与其他时期相比，M 期持续的时间最短，一般为 0.5～2h，大约占细胞周期时间的 5%～10%。

知识链接

细胞周期与癌症

癌细胞本质上也来源于机体正常细胞，是细胞周期失控的细胞，它们的周期无法终止，导致出现增殖和分化的异常从而危及机体的整体安全。如果能弄清楚细胞周期的调控方式，就可以知道癌细胞周期失控的原因，也就找到了治疗癌症的方法。

近年来癌症的发病率仍在逐年升高，世界卫生组织公布的数据显示，全球每年新增癌症患者人数已达到 1000 万人。目前全世界发病率最高的癌症是肺癌，其次是乳腺癌、肠癌、胃癌、肝癌、子宫颈癌等。对细胞周期的研究，使我们看到了攻克癌症的曙光。2001 年诺贝尔生理医学奖就授予了三位研究细胞周期并取得卓越成就的科学家，他们的工作使我们对细胞增殖及其与癌症的关系有了更深刻的理解，从而为人们寻找治愈癌症之路指明了方向。

三、DNA、染色质与染色体的关系

DNA、染色质和染色体是真核细胞中紧密相关的三种结构。DNA 和蛋白质的复合体构成了染色质（细胞间期），染色质纤丝螺旋化成为染色体（细胞分裂期）。1882 年，Flemming 首先提出"染色质"一词，它是指间期细胞核内呈丝网状分布、光镜下不能分辨、易被碱性染料着色的物质；当细胞进入分裂期后，染色质高度折叠、盘曲，反复螺旋凝缩成条状或棒状的特定形态时，又称染色体。细胞完成分裂以后，染色体又会解螺旋成纤丝状的染色质。故染色质和染色体在细胞周期的不同阶段可以相互转变形态。所以染色质和染色体是同一物质在细胞周期不同时期的两种表现。

（一）染色质的化学组成

染色质的主要化学成分是 DNA、组蛋白、非组蛋白和少量 RNA。DNA 与组蛋白是染色质的稳定部分，非组蛋白与 RNA 的含量则随着细胞生理状态的不同而变化。

1. DNA

DNA 是遗传信息的载体，含量稳定。真核细胞的 DNA 为线性的双螺旋分子，除了单一顺序外，还含有大量的重复顺序。在细胞有丝分裂时，DNA 经过自我复制后将两个相同的 DNA 分配到两个子细胞中去。

2. 组蛋白

组蛋白是染色质的主要蛋白质成分，为真核细胞中特有的、富含精氨酸和赖氨酸的碱性蛋白质，溶于水、稀酸和稀碱；组蛋白带正电荷，能与带负电荷的 DNA 紧密结合。根据精氨酸和赖氨酸的比例不同，组蛋白可以分为五类：H_1、H_2A、H_2B、H_3、H_4。除 H_1 外，其他 4 种组蛋白参与组成核小体核心颗粒，没有种属和组织特异性。H_1 可介导相邻的核小体连接形成染色质丝，有一定的种属和组织特异性。

3. 非组蛋白

染色质中，除组蛋白外，其他所有蛋白质统称为非组蛋白，属于酸性蛋白质，带负电

荷。非组蛋白的含量比组蛋白少得多，但种类却多达 500 多种。非组蛋白与组蛋白不同，它有种属和组织特异性，在整个细胞周期都能合成。组蛋白与 DNA 的结合是非特异性的，而非组蛋白只与 DNA 上特异的核苷酸序列相结合。非组蛋白包括与 DNA 合成、修复有关的酶类和与蛋白质降解有关的酶类等。

4. RNA

染色质中含有少量的 RNA，其含量变化较大。这些 RNA 是染色质中的正常组分还是转录出来的各种 RNA 的残存，尚无定论。

（二）染色质的组装

20 世纪 70 年代以前，人们关于染色质结构的看法是认为染色质是组蛋白包裹在 DNA 外面形成的纤维状结构。1974 年，Kornberg 等人根据染色质的酶切降解和电镜观察，发现核小体是染色质组装的基本结构单位，提出了染色质结构的"串珠"模型。

1. 核小体和核小体链

核小体（nucleosome）是染色质的基本结构单位，每个核小体由颗粒部和连接部两部分组成。颗粒部由一个组蛋白核心和 146bp 左右的 DNA 组成，组蛋白核心由 H_2A、H_2B、H_3、H_4 各 2 分子聚合成八聚体的球形结构，DNA 分子在八聚体的外表面缠绕 1.75 圈（146bp）。连接部由组蛋白 H_1 与连接 DNA 构成，组蛋白 H_1 锁住了颗粒部 DNA 的进出口，可稳定核小体的结构，并与染色质的凝缩有关。两个颗粒部之间相连的 60bp 的 DNA 称为连接 DNA，一个 DNA 分子可连接若干个核小体，形成直径为 10nm 的串珠状结构，称作核小体链，核小体链是染色质的一级结构（图 3-2）。

2. 螺线管

1976 年 Finch 等提出了螺线管（solenoid）结构模型。在有组蛋白 H_1 存在的情况下，直径 10nm 的核小体链螺旋缠绕，每个核小体以窄的一面向外，6 个核小体绕成一个螺旋，形成外径 30nm，内径 10nm，螺距 11nm 的螺线管（图 3-3）。

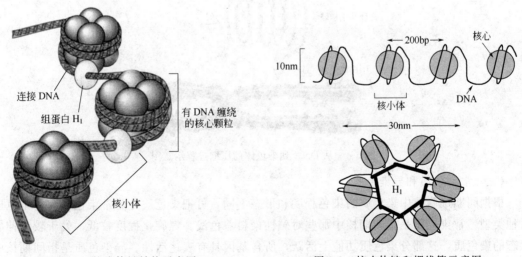

图 3-2　核小体链结构示意图　　　　　图 3-3　核小体链和螺线管示意图

一般认为组蛋白 H_1 位于中空的螺线管内部，对螺线管的形成和稳定起着重要作用。H_1 分子可成簇地结合于 DNA 上或成簇地从 DNA 上脱落，从而造成螺线管的形成或散开，这可能是外界调节信号促使基因活化时，染色质局部变得松懈的基础。螺线管是染色质的二级结构。

3. 超螺线管

1977年，Bak等从胎儿离体培养的分裂细胞中分离出染色体，经温和处理后在电镜下看到直径 $0.4\mu m$，长 $11\sim60\mu m$ 的染色线，提出了超螺线管的结构模型。该模型认为30nm螺线管进一步螺旋盘绕，形成超螺线管，管的直径为 $0.4\mu m$，该结构是染色质的三级结构。

4. 染色单体

超螺线管再经过进一步的盘曲折叠，形成 $2\sim10\mu m$ 的染色单体（chromatid），即染色质的四级结构（图3-4）。

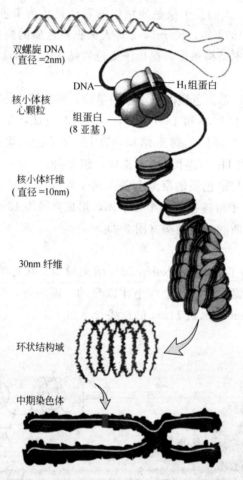

图3-4　从DNA到染色体的压缩过程示意图

（三）常染色质和异染色质

根据间期细胞核中染色质的染色程度和形态不同，可把染色质分为常染色质和异染色质两种类型。常染色质是指间期核中那些对碱性染料着色浅、螺旋化程度较低、处于较为伸展状态的染色质，这部分染色质功能上活跃，所含基因具有表达活性。异染色质是指间期核中那些对碱性染料着色深、螺旋化程度较高、处于凝缩状态的染色质，这部分染色质功能很不活跃，上面的基因很少进行转录和表达。常染色质和异染色质在化学本质上并没有差别，在结构上也是连续的，它们是染色质的两种不同存在状态。不同细胞中常染色质与异染色质的分布比例不同。

第二节　细胞的增殖

细胞增殖（cell reproduction）是生物的基本特征之一。细胞是借助分裂来进行增殖的。生物体生长发育过程中，细胞的更新、生命的延续等均需通过细胞增殖来完成。人体细胞的增殖主要有有丝分裂（mitosis）和减数分裂（meiosis）两种类型。

一、有丝分裂

有丝分裂是体细胞的增殖方式。有丝分裂是一个复杂而连续的动态变化过程，根据其形态变化一般人为地划分为前期（prophase）、中期（metaphase）、后期（anaphase）和末期（telophase）四个时期（图 3-5）。

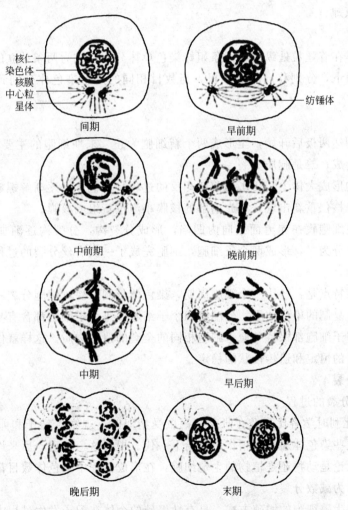

图 3-5　动物细胞有丝分裂过程示意图

（一）前期

细胞发生的主要变化是：染色质凝集成染色体；确定分裂极；纺锤体形成；核仁解体、核膜消失；染色体开始向赤道面运动。

前期开始后，首先，细胞核内呈细线状的染色质，经过不断凝集、螺旋化和折叠，变短变粗，逐渐形成了在光学显微镜下能够看到的染色体，这是细胞分裂开始的第一个可见标志。每一条染色体在间期都完成了 DNA 的复制，都含有两条染色单体，互称为姐妹染色单体，两条姐妹染色单体在着丝粒处相连。在开始阶段，复制后的中心体及周围放射状的短微管构成星体。两个星体沿着核膜彼此远离，在到达相对位置时决定了细胞分裂的两极，两极之间由纺锤丝（微管）相连形成纺锤体。在前期末，核仁解体，核膜崩解、消失。染色体在纺锤丝的牵引下，逐渐移向细胞中央的赤道面。

（二）中期

中期时，染色体达到最大程度的凝缩，其形态特征也最为典型。在纺锤丝牵引下，所有的染色体都排列在赤道面上形成赤道板。赤道板平面与纺锤体纵轴垂直。如果用药物，如秋水仙素等处理，可破坏纺锤体，细胞分裂就会停留在有丝分裂的中期。人类染色体的核型分析就是基于此原理。

（三）后期

每条染色体在着丝粒处纵裂，两条姐妹染色单体分开，成为两条独立的染色体，染色体在纺锤丝的牵引下，分别移向细胞两极，当数目相同的两组染色体分别到达两极时，此期结束。

（四）末期

从染色体到达两极后开始，至形成两个新细胞为止。末期细胞的主要变化有两个过程：一是子细胞核形成；二是胞质分裂。

子细胞核的形成大体上经历了与前期相反的过程。染色体又逐渐解螺旋，伸展松弛，重新形成染色质；核仁重新出现；原先崩解的核膜小泡重新组成核膜。

胞质分裂是细胞膜在赤道面处向内凹陷，形成分裂沟，分裂沟逐渐加深，胞质均等分裂，直至细胞一分为二，形成两个子细胞，细胞完成了一次有丝分裂的过程，子细胞又进入下一个细胞周期。

有丝分裂的特点是：经历一个细胞周期，染色体复制一次，细胞分裂一次，一个细胞产生两个子细胞，复制的染色体平均分配给两个子细胞，每个子细胞都含有与原来细胞数目相同的染色体，即子细胞都保持与原来细胞相同的全套的遗传物质。这样就保证了机体所有体细胞染色体数目的恒定和遗传性状的稳定。

二、减数分裂

（一）减数分裂的过程

1883 年，比利时学者比耐登在研究马蛔虫受精卵时，观察到精子和卵子中含有数目相同的染色体，这些染色体通过受精作用传给下一代。根据这一发现，后来许多科学家通过实验相继观察到无论是动物还是植物的生殖细胞，在形成过程中染色体数目都减少了一半，并将这个过程命名为减数分裂。

减数分裂是生殖细胞的增殖方式，是有性繁殖的个体在配子发生过程中进行的一种特殊的有丝分裂。其特点是：染色体复制一次，细胞连续分裂两次，最后一个细胞产生四个子细胞，每个子细胞中染色体的数目减少一半。

减数分裂由连续进行的两次分裂组成，分别称为减数第一次分裂（减数分裂Ⅰ）和减数第二次分裂（减数分裂Ⅱ），它们又都可划分为前期、中期、后期和末期。为了便于描述和区别，一般把减数第一次分裂的四个时期称为前期Ⅰ、中期Ⅰ、后期Ⅰ和末期Ⅰ；

把减数第二次分裂的四个时期称为前期Ⅱ、中期Ⅱ、后期Ⅱ和末期Ⅱ。它们的关系归结如下：

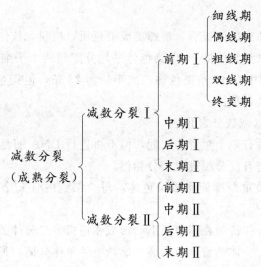

生殖细胞在进行减数分裂之前也要经历一个间期，为减数分裂作准备，它也包括 G_1、S 和 G_2 三个时期。在间期要完成 DNA 的合成、染色体的复制。因此，进入减数分裂的每条染色体已经含有两条染色单体。因为减数分裂发生在配子形成过程中的成熟期，所以也称为成熟分裂。因为染色体是基因的载体，所以减数分裂过程中基因同染色体的运动行为相平行。

1. 减数第一次分裂（减数分裂Ⅰ）

（1）前期Ⅰ　前期Ⅰ与有丝分裂的前期相比，过程更复杂，经历的时间也较长，染色体要发生很多特殊的行为变化，根据染色体的形态变化和行为特征可分为五个不同时期。

① 细线期：染色体开始螺旋化，变成细线状。在间期染色体已进行了复制，因而，每条染色体是由两条染色单体构成的，但此时在光学显微镜下还难以分辨。

② 偶线期：又称合线期。染色体进一步缩短变粗，出现同源染色体联会现象。同源染色体是指一对形态、结构、大小相同，一条来自父方、一条来自母方的两条染色体。联会是指同源染色体彼此靠拢，进行准确配对，出现联会复合体的现象。联会的一对同源染色体又称为二价体。人的 46 条染色体就形成了 23 个二价体。

③ 粗线期：染色体进一步螺旋化，变得短粗，长度仅为细线期的 1/5。在显微镜下可以看到每一条染色体都由两条染色单体构成。因此，一个二价体含有四条染色单体，称为四分体。同源染色体的染色单体之间，互称为同源非姐妹染色单体。此时，非姐妹染色单体之间由于染色体片段的交换可表现出交叉现象。交换使得染色体上的遗传物质重新组合，这是生物遗传多样性产生的基础。

④ 双线期：随着染色体的进一步螺旋化缩短变粗，同源染色体互相排斥而逐渐发生分离，交叉点也向两端移动，称为交叉端化。

⑤ 终变期：也称浓缩期。染色体高度螺旋化，变得更短更粗，核膜、核仁消失，纺锤体形成，各个四分体在细胞中央分散良好。

（2）中期Ⅰ　各二价体排列在细胞中央的赤道面上，形成赤道板。二价体中染色体的着丝粒与纺锤丝相连。

（3）后期 I　二价体的一对同源染色体彼此分开，形成两个二分体，非同源染色体自由组合，形成两组染色体分别向细胞两极移动。结果，细胞每一极只能得到一对同源染色体中的一条。

（4）末期 I　染色体到达两极后，解螺旋成染色质，核膜、核仁重新形成，同时胞质分裂形成两个子细胞。原来细胞中的 $2n$ 条染色体平均分配到两个子细胞中，子细胞中的染色体数目为 n，人的体细胞中有 46 条染色体，减半后为 23 条，但染色体的着丝粒并未分开，每条染色体仍含有两条染色单体。

2. 减数第二次分裂（减数分裂 II）

在末期 I 之后，一般有一个短暂的间期，但不再进行 DNA 的复制，因而染色体也不再复制。减数第二次分裂与有丝分裂过程十分相似。

（1）前期 II　染色质重新螺旋化成染色体，每个细胞内有 n 个二分体。核膜、核仁消失，纺锤体形成。

（2）中期 II　各二分体排列在赤道面上，形成赤道板。二分体的着丝粒与纺锤丝相连。

（3）后期 II　每个二分体的着丝粒纵裂，姐妹染色单体分离，形成独立的染色体，并分别移向细胞两极。

（4）末期 II　染色体到达细胞两极后，解旋伸展，恢复成染色质，核膜、核仁重新出现，胞质分裂，细胞完成第二次分裂。结果，原来的一个母细胞经过减数分裂产生了四个子细胞，每个子细胞中的染色体数为 n（图 3-6）。

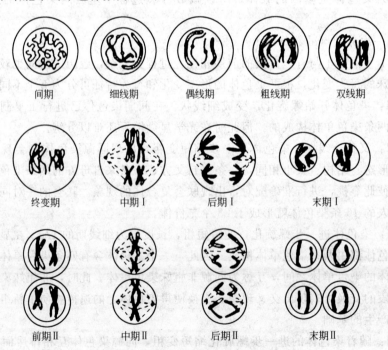

间期　　细线期　　偶线期　　粗线期　　双线期

终变期　　中期 I　　后期 I　　末期 I

前期 II　　中期 II　　后期 II　　末期 II

图 3-6　动物细胞减数分裂过程示意图

（二）减数分裂的遗传学意义

在有性生殖生物的生命周期中，减数分裂是配子形成过程的必要阶段。其遗传学意义有：①经过减数分裂最终产生的配子的染色体数只有原来性母细胞的一半，当雌雄配子受精结合产生受精卵时，又使染色体数在受精卵内得以恢复。这就保证了子代与亲代间染色体数目的稳定性，从而保证了物种的相对稳定性。②在减数分裂过程中，非同源染色体的组合方式是多样的，如果生物体细胞内有 n 对染色体，就可能产生 2^n 种染色体组合。人体细胞内有 23 对染色体，就可能产生 $2^{23}=8388608$ 种不同染色体组合的配子。而且，同源非姐妹染色单体间还可以发生交叉互换，则进一步增加了配子中遗传差异的多样性。因此，减数分裂是生物变异产生的细胞学基础。③减数分裂也是分离定律、自由组合定律和连锁互换定律的细胞学基础。

知识链接

克　隆

　　克隆指的是不经过两性生殖细胞结合而直接繁衍后代的现象，也叫无性繁殖。克隆技术不需要雌雄交配，不需要精子和卵子的结合。从动物体提取单个细胞，用人工的方法将其培养成胚胎，再将胚胎植入雌性动物体内，就可孕育出新的个体。这种以单细胞培养出来的克隆动物，具有与单细胞供体完全相同的特征，是单细胞供体的"复制品"。1997 年，英国科学家率先培养出了克隆羊"多利"，此后，有关克隆动物的报道接连不断。克隆技术的成功，使其迅速成为世人关注的焦点。

　　如果把克隆技术应用于畜牧业生产，将会使优良牲畜品种的培育与繁殖发生根本性的变革。若将克隆技术用于基因治疗的研究，就极有可能攻克那些危及人类生命健康的癌症、艾滋病等顽疾。

　　应用克隆技术理论上也可以生产"克隆人"和"复制人"，但即使是用于"复制"普通的人，也会带来一系列的伦理道德问题，因此对于是否能够进行克隆人的研究，各国还在进一步地讨论探索。克隆技术犹如原子能技术，是一把双刃剑，如何妥善地利用，是人类共同面临的课题。

第三节　配子的发生与性别决定

　　配子的发生是指精子与卵子的形成过程。亲代通过配子的形成，将遗传信息储存在精子或卵子中，经过受精传递给下一代，从而保证了物种的稳定性。精子和卵子的形成都要经过增殖、生长、成熟等过程，两者的形成虽然有一些差异，但在成熟期进行减数分裂的过程基本相似。

一、精子的发生

　　精子的发生起源于男性睾丸。男性性成熟后，睾丸开始持续不断地产生精子。精子发生的一个周期约需 70 天，男性一生中产生的精子总数约为 10^{12} 个（即一万亿个）。在 6～7 周龄的男性胚胎中已出现胚胎睾丸，但一直到男性青春期之前，睾丸中的精原细胞只大量进行有丝分裂，而不形成精子。到青春期后，由于雄性激素的诱导，一部分精原细胞体积增大开始成为初级精母细胞，每个初级精母细胞再通过减数第一次分裂，产生两个次级精母细胞，紧接着通过减数第二次分裂，形成 4 个单倍体的精细胞，然后精细胞再经过变形过程，形成有长长的尾巴并能灵活运动的精子。

　　人类精子的发生过程可分为增殖期、生长期、成熟期和变形期四个阶段（图 3-7）。

　　（1）增殖期　睾丸曲细精管上皮中的精原细胞经过多次有丝分裂，数量不断增多。但只

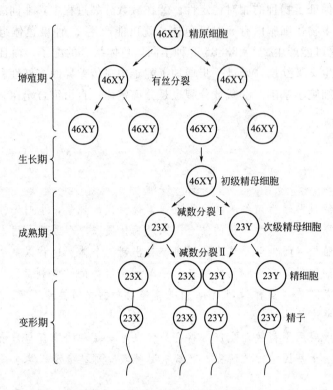

图 3-7 人类精子生成过程示意图

是细胞数目的增加，染色体数目并未改变，每个细胞含有 46 条染色体。

（2）生长期　精原细胞在此阶段体积增大，成为初级精母细胞，每个初级精母细胞染色体数目仍为 46 条。

（3）成熟期（减数分裂期）　初级精母细胞经过减数第一次分裂后，形成两个次级精母细胞，此时细胞内染色体数目减半，为 23 条，每条染色体都由两条染色单体构成。每个次级精母细胞再经过减数第二次分裂形成两个精细胞，所以经过成熟期后，一个初级精母细胞共形成 4 个精细胞。精细胞有两种类型：23，X 和 23，Y。

（4）变形期　经过一系列形态和生理变化，精细胞形成具有头、颈和尾的成熟的精子。精子的染色体数目是 23 条。

二、卵子的发生

卵子发生于女性的卵巢，其过程包括增殖期、生长期和成熟期，与精子发生过程相似，但没有变形期（图 3-8）。

（1）增殖期　卵巢的生发上皮中的卵原细胞，经过多次有丝分裂不断增殖，在胚胎期卵原细胞的数目可达到 600 万个。每个卵原细胞周围有一层卵泡细胞，构成初级卵泡。每个卵原细胞含有 46 条染色体。

（2）生长期　卵原细胞体积增大成为初级卵母细胞，由于在细胞质中积累大量蛋白质、卵黄等营养物质，因此历时较长，初级卵母细胞的染色体数目仍为 46 条。

（3）成熟期（减数分裂期）　在成熟期初级卵母细胞进行减数分裂。经过减数第一次分裂形成两个细胞：一个体积较大的次级卵母细胞和一个体积较小的第一极体，它们的染色体

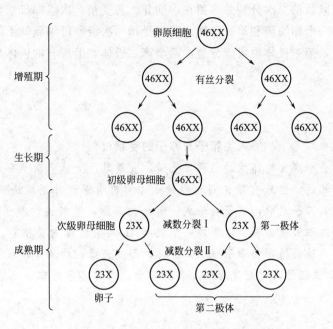

图 3-8　人类卵子生成过程示意图

数目比初级卵母细胞减少了一半。次级卵母细胞经过减数第二次分裂后，产生一个体积较大的卵细胞和一个体积较小的第二极体。同时，第一极体形成两个第二极体。极体以后退化消失。这样，一个初级卵母细胞经过减数分裂，形成一个卵细胞和三个极体。卵细胞也称为卵子，卵子的染色体数是 23 条。卵子的结构如图（图 3-9）。

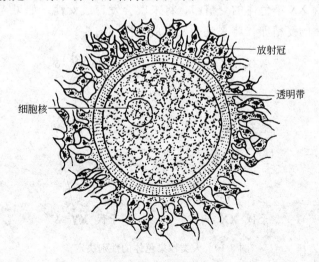

图 3-9　人类成熟卵子结构

　　人的卵子发生过程与精子发生相比经历的时间更长，更为复杂，呈现出间歇性的特点。在胚胎发育的 5 个月左右，卵原细胞就会生长成为初级卵母细胞并随即进入减数第一次分裂，却很快停留在前期 I 的双线期。出生以后大部分初级卵母细胞退化，只有 400个左右得到继续发育。青春期后，每个月只有一个初级卵母细胞恢复分裂形成次级卵母细胞。因此，每个月排出的实际上是一个次级卵母细胞和第一极体。次级卵母细胞进入输卵管后在输卵管内进行减数第二次分裂并停留在中期Ⅱ。若受精，次级卵母细胞才迅速完成减数第二次分裂，产生一个卵细胞和第二极体。若未受精，次级卵母细胞就不能完成第二次分裂而死亡。与此同时，第一极体也可能分裂出两个第二极体，但所有的极体都因不能受精而退化消失。

知识链接

人类精子与卵子的受精过程

精子与卵子结合形成受精卵的过程称为受精。受精时，上亿个精子奋力游向卵子，它们在狭窄的输卵管中相遇，但只有最先到达的精子才有机会穿过外层的透明带进入卵子的内部，当一个精子进入卵子之后，卵子会形成一道保护屏障，使其他的精子无法再进入卵子。这时，精子与卵子的细胞核会融合，形成一个具有46条染色体的受精卵。几小时后，受精卵一边进行卵裂，一边沿输卵管向子宫方向下行，形成胚泡，约一周，胚泡开始在子宫内膜上"着陆"，随即形成胚胎，进而发育形成各种细胞，组建各种组织、器官，于是一代新生命就这样开始了。

三、性别决定

人类的性别决定机制。目前，被广泛接受的是性染色体学说。人类的体细胞中有23对染色体，其中22对为常染色体，第23对为1对性染色体，其中女性是XX染色体，男性是XY染色体。女性形成卵子时，只能产生一种含X染色体的卵子；而男性形成精子时，可以同时产生含X染色体的精子和含Y染色体的精子，并且这两种精子的数目相等。受精时，两种精子和卵子相结合的机会是均等的，因而形成两种数目相等的受精卵。如果X精子与卵子结合，则形成含XX染色体的受精卵，将来就会发育成女性；如果Y精子与卵子结合，则形成含XY染色体的受精卵，将来就会发育成男性（图3-10）。

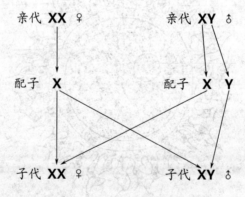

图3-10　人类性染色体的性别决定

但随着科学家对基因研究的进一步深入，发现人的性别本质上是由性染色体上的基因决定的。最重要的是位于Y染色体上的性别决定基因，称为SRY基因（sex-determined region of Y-chromosome）。由于正常男性Y染色体上有SRY基因，因此能够形成睾丸并发育成男性。而正常女性X染色体上没有SRY基因，则形成卵巢而发育成女性。因此，无论一个个体有几条X染色体，但只要有一条Y染色体上有SRY基因就可以决定睾丸的形成而发育为男性。

临床联系

细胞分裂与恶性肿瘤的诊断

　　组织的生长和修复都是以细胞的分裂为基础的。正常情况下，人的细胞是在有调控的状态下进行分裂复制。但由于某些复杂的原因，一部分细胞的生长和复制不受机体调控，也就是脱离管束，越长越快、越长越大，这个长大的细胞团，和其他的机体细胞不一样，它们不能承担机体的任何正常功能，而且大量占用机体的营养、供血和能量，这就是恶性肿瘤细胞。

　　正常细胞的正常核分裂相称为生理性核分裂相，而恶性肿瘤中常出现异常的核分裂相，我们把它们统称为病理性核分裂相。主要包括双极不对称性、多极性、顿挫性等核分裂相。恶性肿瘤细胞不是按常态的分裂周期一分为二地进行分裂，而是不规则的无序分裂，可一分为三，一分为四，甚至更多。这种细胞分裂仅见于恶性肿瘤细胞。因此，目前临床病理诊断中，病理性核分裂相是诊断恶性肿瘤的重要依据。

目 标 检 测

一、名词解释

1. 细胞周期　2. 姐妹染色单体　3. 同源染色体　4. 联会　5. 二价体　6. 四分体　7. 配子的发生

二、单项选择题

1. 细胞增殖周期包括（　　）。
   A. G_1 期＋G_2 期
   B. G_1 期＋S 期
   C. G_2 期＋S 期
   D. G_1 期＋S 期＋G_2 期＋M 期

2. 同源染色体分离发生在减数第一次分裂的（　　）。
   A. 前期
   B. 中期
   C. 后期
   D. 末期

3. 250 个初级精母细胞可形成（　　）个精细胞。
   A. 50
   B. 100
   C. 1000
   D. 2000

4. 一个人的染色体数目是 46 条，意思是（　　）。
   A. 一个人所有的细胞都有 46 条染色体
   B. 一个人的每一个体细胞都有 46 条染色体
   C. 一个人有 46 条染色体
   D. 生殖细胞中有 46 条染色体

5. 同源染色体的联会发生于减数分裂的（　　）。
   A. 前期Ⅰ
   B. 中期Ⅰ
   C. 后期Ⅱ
   D. 末期Ⅱ

6. 细胞有丝分裂后期的主要特征是（　　）。
   A. 染色体复制
   B. DNA 复制
   C. 染色体移向两极
   D. 染色体集中在细胞中央的赤道面上

7. 正常配子的染色体与体细胞相比（　　）。
   A. 数目相同
   B. 数目减半

C. 数目加倍　　　　　　　　　　　D. 数目增加

8. 形成 100 个卵细胞需要的初级卵母细胞的数目是（　　）。

A. 50 个　　　　　　　　　　　　B. 100 个

C. 200 个　　　　　　　　　　　　D. 300 个

9. 下列与异染色质性质相符的是（　　）。

A. 染色较深　　　　　　　　　　　B. 结构较疏松

C. 能活跃地进行转录　　　　　　　D. 不能复制

10. 细胞分裂开始的第一个可见标志是（　　）。

A. 染色质凝集形成染色体　　　　　B. 核膜消失

C. 核仁消失　　　　　　　　　　　D. 着丝粒两侧形成动粒

11. 精子的发生过程中，下列哪一时期进行的是减数分裂（　　）。

A. 增殖期　　　　　　　　　　　　B. 生长期

C. 成熟期　　　　　　　　　　　　D. 变形期

12. 细胞有丝分裂中期的主要特征是（　　）。

A. 染色体形成　　　　　　　　　　B. DNA 复制

C. 细胞一分为二　　　　　　　　　D. 染色体集中在细胞中央的赤道面上

三、简答题

1. 简述细胞增殖周期各时期的特点。

2. 减数分裂包括哪些时期？各期的主要特点是什么？

3. 有丝分裂与减数分裂的主要区别有哪些？

4. 减数分裂的遗传学意义有哪些？

5. 比较精子和卵子发生过程的区别。

第四章　遗传的基本规律

遗传的基本规律主要指分离定律、自由组合定律、连锁与互换定律，也称为遗传学的三大基本定律。分离定律、自由组合定律是由孟德尔（G. J. Mendel，1822—1884）（图 4-1）通过 8 年的豌豆杂交实验后总结出来的，故称为孟德尔定律；连锁与互换定律是美国遗传学家摩尔根（T. H. Morgan，1866—1945）和他的学生在孟德尔定律的基础上，进行果蝇杂交实验时发现的，故又称为摩尔根定律。在学习遗传学的三大基本定律之前，首先对遗传学常用术语及符号作以介绍。

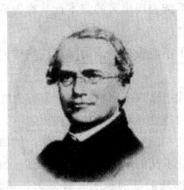

图 4-1　孟德尔（G. J. Mendel，1822—1884）

知识链接

遗传学奠基人——孟德尔

孟德尔，1822 年出生于奥地利海森道夫地区的一个贫苦农民家庭，他的父亲擅长园艺技术，在父亲的直接熏陶和影响之下，孟德尔自幼就爱好园艺。1843 年，他中学毕业后考入奥尔谬茨大学哲学院继续学习，但因家境贫寒，被迫中途辍学。1843 年 10 月，因生活所迫，他步入奥地利布隆城的一所修道院当修士。从 1851 年到 1853 年，孟德尔在维也纳大学学习了 4 个学期，系统学习了植物学、动物学、物理学和化学等课程。与此同时，他还受到了从事科学研究的良好训练，这些都为他后来从事植物杂交的科学研究奠定了坚实的基础。1854 年孟德尔回到家乡，继续在修道院任职，并利用业余时间开始进行植物杂交试验。在孟德尔从事的大量植物杂交试验中，以豌豆杂交试验的成绩最为出色。经过整整 8 年的不懈努力，终于在 1865 年发表了《植物杂交试验》的论文，提出了遗传单位是遗传因子（现代遗传学称为基因）的论点，并揭示出遗传学的两个基本规律——分离规律和自由组合规律。这两个重要规律的发现和提出，为遗传学的诞生和发展奠定了坚实的基础，也正是这一重大研究成果使得孟德尔名垂后世。

孟德尔的这篇不朽论文虽然问世了，但令人遗憾的是，他那不同于前人的创造性见解，对于他所处的时代显得太超前了，竟然使得他的科学论文在长达 35 年的时间里，没有引起生物界同行们的注意。直到 1900 年，他的发现被欧洲三位不同国籍的植物学家在各自的豌豆杂交试验中分别予以证实后，才受到重视和公认，遗传学的研究从此也就很快地发展起来。

遗传学常用术语及符号

一、遗传学常用术语

（1）性状　生物体所具有的形态结构和生理特征称为性状。例如，豌豆种子的形状、茎的高度、子叶的颜色、人的身高、肤色等都是性状。

（2）相对性状　同一性状的不同表现，称为相对性状。例如，豌豆种子形状的圆滑与皱缩是一对相对性状；人的单眼皮与双眼皮是一对相对性状等。

（3）显性性状　杂合状态下能表现出来的亲本性状称为显性性状。例如，豌豆种子的圆滑是显性性状。

（4）隐性性状　杂合状态下不能表现出来的亲本性状称为隐性性状。例如，豌豆种子的皱缩是隐性性状。

（5）性状分离　在杂种后代中出现不同性状的现象称为性状分离。

（6）亲本　参与杂交过程的雄性和雌性个体统称为亲本。

（7）纯合体　一对基因彼此相同的个体称为纯合体。例如，基因型为 RR、rr 的个体。

（8）杂合体　一对基因彼此不同的个体称为杂合体。例如，基因型为 Rr 的个体。

（9）显性基因　控制显性性状的基因称为显性基因，通常用英文大写字母来表示，如 R、Y 等。

（10）隐性基因　控制隐性性状的基因称为隐性基因，通常用英文小写字母来表示，如 r、y 等。

（11）表现型　生物个体所表现出来的、能够观察到的性状总和称为表现型，简称表型，通常用文字来说明，如豌豆种子的圆滑、皱缩。

（12）基因型　控制生物性状的基因组成称为基因型，通常用英文字母表示，如用 RR 表示圆滑亲本的基因型，rr 表示皱缩亲本的基因型，则 Rr 是子一代（F_1）个体的基因型。

（13）等位基因　位于同源染色体的相同位点上，控制相对性状的一对基因称为等位基因，通常用英文的大小写字母来表示。例如，基因 R 与 r，Y 与 y 为等位基因。

（14）测交（回交）　用杂合体与隐性纯合亲本进行杂交以检测杂合体基因型的方法称为测交。

二、遗传学常用符号

P—亲本　　　　　　　　　　　　×—杂交
F_1—子一代　　　　　　　　　　　⊗—自交
F_2—子二代　　　　　　　　　　　♂—雄性
G—生殖细胞（配子）　　　　　　　♀—雌性

第一节　分离定律

豌豆是自花授粉、闭花受精的植物，受精不受外界干扰，性状稳定。孟德尔选用豌豆作为实验材料，观察了容易区别、性状稳定的七对相对性状在杂交后代中的传递规律，并对实验结果进行统计学处理和分析，总结出了遗传学的两大基本定律，即分离定律和自由组合定律。

一、一对相对性状的遗传实验

孟德尔首先选用豌豆的一对相对性状进行了杂交实验。用纯种圆滑豌豆和纯种皱缩豌豆作为亲本（P）杂交，不论哪一种作为父本或母本，结出的子一代（F_1）种子都是圆滑豌豆。孟德尔把具有相对性状的双亲杂交后，F_1 能够表现出来的性状，叫做显性性状，如圆滑；F_1 未能表现出来的性状，叫做隐性性状，如皱缩。为什么 F_1 只表现出双亲中一个亲本的性状圆滑？皱缩这一性状在 F_1 中是消失了，还是没有得到表现？带着这样的疑问，孟德尔继续实验。

孟德尔让上述 F_1 自花授粉，所得种子为子二代（F_2），结果出现了两种不同的性状：一种是圆滑的豌豆（显性性状），一种是皱缩的豌豆（隐性性状）。圆滑的豌豆有 5474 粒，皱缩的豌豆 1850 粒，它们的比例接近于 3∶1（图 4-2）。孟德尔共选用了 7 对相对性状进行杂交实验，观察到了相同的遗传现象：F_1 只表现出一个亲本性状，F_2 出现性状分离，表现出两个亲本性状，而且显性性状与隐性性状的分离比例约为 3∶1（表 4-1）。

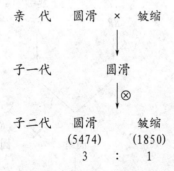

图 4-2　豌豆一对相对性状的杂交示意图

表 4-1　豌豆一对相对性状杂交实验结果

性状类别	亲代相对性状		子一代性状表现	子二代性状表现及数目比率		
子叶颜色	黄色	绿色	黄色	黄色 6022	绿色 2001	3.01∶1
种皮颜色	灰色	白色	灰色	灰色 705	白色 224	3.15∶1
豆荚形状	膨大	皱缩	膨大	膨大 882	皱缩 299	2.95∶1
花的位置	腋生	顶生	腋生	腋生 651	顶生 207	3.14∶1
茎的高度	高茎	矮茎	高茎	高茎 787	矮茎 277	2.84∶1
种子形状	圆滑	皱缩	圆滑	圆滑 5474	皱缩 1850	2.96∶1
未成熟豆荚颜色	绿色	黄色	绿色	绿色 428	黄色 152	2.82∶1

二、对分离现象的遗传分析

根据上述实验结果，孟德尔对性状分离现象进行了遗传分析，提出如下假设：

（1）遗传性状是由遗传因子（genetic factor）决定的，每种生物有许多性状，因此，有许多遗传因子。

（2）遗传因子在体细胞内成对存在，形成生殖细胞时，成对的遗传因子彼此分离，使每一个生殖细胞只能得到成对遗传因子中的一个。这个遗传因子可能来自父本，也可能来自母本。

（3）受精时，精卵随机结合形成合子，遗传因子又恢复到成对状态，不同的遗传因子在个体中各自独立、互不混淆。

（4）控制显性性状和隐性性状的遗传因子，分别称为显性遗传因子和隐性遗传因子，在显性遗传因子存在时，隐性遗传因子控制的遗传性状得不到表达。

1909 年，丹麦遗传学家约翰逊把孟德尔提出的遗传因子改称为基因（gene）。通常用大写英文字母表示显性基因，如 R；用小写英文字母表示隐性基因，如 r。

上述杂交实验中，假设豌豆的圆滑性状由基因 R 控制，皱缩性状由基因 r 控制，亲代纯种圆滑豌豆的细胞中含一对基因为 RR，形成的生殖细胞含 R；亲代纯种皱缩豌豆细胞中含一对基因为 rr，形成的生殖细胞含 r。受精后，子一代的一对基因为 Rr，因为 R 对 r 是显性，所以子一代全部为圆滑种子，皱缩不被表达。让子一代杂合子进行自交，在生殖细胞形成时，成对的基因彼此分离，R 和 r 彼此分开，产生 R 和 r 两种生殖细胞，且两种生殖细胞数量相等，比例为 1：1。随机受精后构成三种基因型，两种表现型，其中 1/4 为 RR，表现为圆滑；2/4 为 Rr，也表现为圆滑；1/4 为 rr，表现为皱缩。圆滑对皱缩表现型比例为 3：1，基因型比例为 1：2：1（图 4-3）。

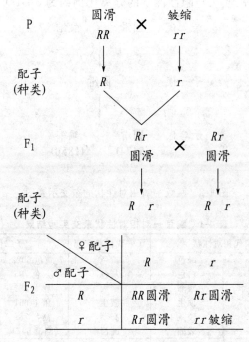

图 4-3 豌豆一对相对性状杂交的遗传分析图解

三、对遗传分析的验证与结论

1. 对遗传分析的验证

上述理论假设是否正确？F_1 是否是杂合子？是否含有等位基因 R 和 r？生殖细胞形成时等位基因是否彼此分离，形成 R 和 r 两种生殖细胞？带着这样的疑问，孟德尔又设计了测交实验，即让杂合子 F_1 与隐性纯合亲本进行交配。按孟德尔假设预测，隐性亲本是纯合子，基因型为 rr，只产生一种含 r 的配子。r 为隐性，不会影响 F_1 中基因的作用，可以测知子一代（F_1）的基因型。如果 F_1 是杂合子，基因型为 Rr，等位基因彼此分离，产生 R、r 两种配子，那么受精时，精卵随机结合，子代应形成 Rr 和 rr 两种基因型的合子，表现出圆滑和皱缩两种性状，比例 $1:1$。实验的结果和预期完全符合（图 4-4），证明了孟德尔的假设是正确的。

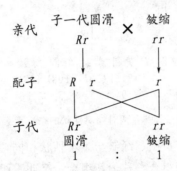

图 4-4 豌豆测交实验图解

2. 结论

孟德尔根据上述实验结果，揭示了基因的分离定律（law of segregation）：在杂合子中，等位基因独立存在，互不影响。当杂合子形成生殖细胞（配子）时，等位基因彼此分离，分别进入不同的配子，这也称为孟德尔第一定律。在生殖细胞形成的减数分裂过程中，同源染色体彼此分离，分别进入不同的生殖细胞，此为分离定律的细胞学基础。等位基因彼此分离是分离定律的实质。

分离定律说明的是一对相对性状的遗传规律，适用于解释生物体一对相对性状的遗传现象。人类受一对等位基因控制的正常性状以及某些遗传病的遗传符合分离规律。

■知识■■■■■■■■
■链接■■■■■■■■

人类的一些相对性状

人类的相对性状有双眼皮与单眼皮、有耳垂与无耳垂、能卷舌与不能卷舌、惯用右手与惯用左手、湿耳垢与干耳垢、褐色虹膜与蓝色虹膜、长睫毛与短睫毛、有腋臭与无腋臭、顺时针顶发旋与逆时针顶发旋等。

第二节　自由组合定律

孟德尔在研究了一对相对性状的遗传规律之后，又进行了两对及两对以上相对性状的杂交实验，发现了子二代（F_2）的自由组合现象，总结出了自由组合定律（law of independent assortment），也称孟德尔第二定律。

一、两对相对性状的遗传实验

孟德尔选用豌豆子叶的颜色和种子的形状两对相对性状进行杂交实验，豌豆子叶的黄色和绿色为一对相对性状，种子的圆滑和皱缩为一对相对性状。用纯种黄色圆滑的豌豆（简称黄圆）与纯种绿色皱缩的豌豆（简称绿皱）作亲本进行杂交，无论哪一种作父本或母本，子一代（F_1）都是黄圆的豌豆。这说明，黄色对绿色为显性，圆滑对皱缩为显性。子一代（F_1）自花授粉，子二代（F_2）共获得 556 粒种子，分四种类型：黄圆（315 粒）、黄皱（101 粒）、绿圆（108 粒）、绿皱（32 粒），它们在数量上的比例约为 9∶3∶3∶1（图 4-5）。

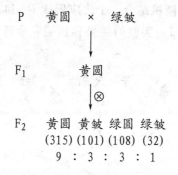

图 4-5　豌豆两对相对性状的杂交示意图

在子二代的四种表现型中，黄圆、绿皱与亲本性状相同，称为亲组合；黄皱、绿圆与亲本性状不同，是亲本性状的重新组合，称为新组合，又叫重组合。以上的实验结果按一对相对性状分析仍符合分离定律：黄与绿性状分离比为 3∶1，圆与皱性状分离比为 3∶1。但是把两对相对性状联系在一起分析，子二代（F_2）中不仅有亲组合类型，而且还出现亲本没有的重组合类型，同时各表现型之间有一定的数量比，即黄圆∶黄皱∶绿圆∶绿皱约为 9∶3∶3∶1，出现了性状的自由组合现象。

二、对自由组合现象的遗传分析

根据上述实验结果，孟德尔提出如下假设，从理论上来解释性状的自由组合现象（图 4-6）。假设豌豆的圆滑性状由基因 R 控制，皱缩性状由基因 r 控制；豌豆的子叶黄色性状由基因 Y 控制，绿色性状由基因 y 控制。亲代纯种黄圆豌豆的基因型为 $YYRR$，形成一种 YR 生殖细胞；亲代纯种绿皱豌豆的基因型为 $yyrr$，形成一种 yr 生殖细胞。受精后，子一代（F_1）的基因为 $YyRr$，因为 R 对 r 为显性，Y 对 y 为显性，所以子一代（F_1）全部为黄圆种子。让杂合子（F_1）进行自交，在生殖细胞形成时，等位基因彼此分离，即 R 和 r 彼此分开，Y 和 y 彼此分开，非等位基因自由组合，即 Y 与 R、Y 与 r、y 与 R、y 与 r 可以自由组合到一起。这样子一代（F_1）产生 4 种类型的配子：YR、Yr、yR、yr，而且数量相等，比例为 1∶1∶1∶1。受精时，雌、雄配子随机结合，子二代（F_2）出现 16 种组合，构成 9 种基因型，4 种表现型，表现型比例为 9∶3∶3∶1（表 4-2）。

表 4-2　豌豆两对相对性状杂交实验结果

表现型	数量	分离比	基因型
黄圆	315	9	1/16YYRR、2/16YyRR、2/16YYRr、4/16YyRr
黄皱	101	3	1/16YYrr、2/16Yyrr
绿圆	108	3	1/16yyRR、2/16yyRr
绿皱	32	1	1/16yyrr

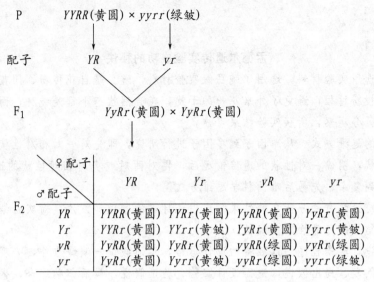

图 4-6　豌豆两对相对性状杂交的遗传分析图解

三、对遗传分析的验证与结论

1. 对遗传分析的验证

为验证自由组合假设的真实性，孟德尔仍然采用测交实验，用子一代（F_1）黄圆豌豆与隐性绿皱豌豆进行测交。按照孟德尔的非等位基因之间可以自由组合的假设预测，子一代（F_1）基因型为 $YyRr$，可产生 4 种数量相等的配子 YR、Yr、yR、yr；而绿皱豌豆基因型为 $yyrr$，只产生一种 yr 的配子。随机受精后，后代将会出现四种表现型，黄圆（$YyRr$）、黄皱（$Yyrr$）、绿圆（$yyRr$）、绿皱（$yyrr$），而且其比例应为 1：1：1：1。测交实验结果与预期的完全一致，从而证实自由组合假设是正确的（图 4-7）。

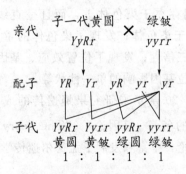

图 4-7　豌豆测交实验图解

2. 结论

根据上述实验结果，孟德尔总结出基因的自由组合定律：两对或两对以上的等位基因位于非同源染色体上，在形成生殖细胞时，位于同源染色体上的等位基因彼此分离，位于非同源染色体上的基因自由组合，以均等的机会组合到同一生殖细胞中，也称孟德尔第二定律。

减数分裂形成生殖细胞过程中，同源染色体分离，非同源染色体随机组合是自由组合定律的细胞学基础。等位基因分离，非等位基因随机组合是自由组合定律的实质。自由组合定律适用于解释生物体的两对或两对以上相对性状的遗传，且控制两对或两对以上相对性状的基因分别位于不同对的同源染色体上。

孟德尔遗传实验成功的秘诀

（1）正确选用实验材料　选用了豌豆做实验材料，豌豆是自花传粉、闭花授粉植物，在花开之前完成授粉过程，避免了外来花粉的干扰，在自然状态下都是纯种；而且相对性状稳定明显，易于区分观察，所获实验结果可靠。

（2）科学的思维方式　从单因子到多因子进行研究，即先对一对相对性状进行研究，暂时忽略其他性状，明确一对性状的遗传情况后，再对两对或多对相对性状的遗传进行研究。采用了从简单到复杂、先易后难的科学思维方式。

（3）应用统计学方法分析实验结果　应用统计学的原理和方法，对实验结果进行处理分析，验证实验结果的可靠性、准确性。

（4）合理设计实验程序。以独特的设计思路，运用假说—演绎方法，先观察事实、发现问题，后分析问题、提出假说，进而设计实验、验证假说，最后归纳综合、揭示规律。

第三节　连锁与互换定律

摩尔根（1866—1945）（图 4-8），美国的生物学家与遗传学家，是现代实验生物学的奠基人。他出生在肯塔基州（Kentucky）的列克星敦（Lexington）；在肯塔基州立学院接受教育，在约翰·霍普金斯（Johns Hopkins）学院研究胚胎学并获得博士学位。

摩尔根和他的学生以果蝇为实验材料，取得了遗传学研究中的一系列成果。主要包括：证实了孟德尔定律的可靠性；揭示了连锁与互换定律；证明了基因存在于染色体上，而且呈直线排列。还证明了生物的性别决定于染色体；发现了染色体的重复、缺失、易位、倒位、三体性、三倍性；发现了位置效应、基因多效性、复等位基因以及受复等位基因影响的单一性状等。

1926 年，摩尔根总结自己 20 余年来研究果蝇遗传的成果，

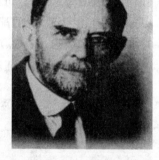

图 4-8　摩尔根

出版了集染色体遗传学之大成的名著《基因论》（"The Teory of the Gene"），系统地阐述了遗传学在细胞水平上的基因理论，丰富和发展了孟德尔遗传学说，使遗传学获得了前所未有的大发展。

白眼果蝇的发现与基因定位

1910 年 5 月，摩尔根从他的"蝇室"——果蝇饲养瓶中观察到一种奇怪的变异。他发现在野生型红眼果蝇群体里，有一只长有白眼而不是正常红眼的雄果蝇。

白眼突变雄果蝇的发现，使摩尔根立刻认识到这只白眼雄果蝇的巨大价值。从此，他将研究的兴趣从进化领域转移到遗传领域的研究中。

摩尔根利用这只白眼雄果蝇与红眼雌果蝇进行了杂交实验，杂交的子一代全是红眼果

蝇。子一代的雌雄果蝇杂交后，子二代呈现孟德尔式的性状分离，其中红眼果蝇 2688 只，白眼果蝇 728 只，两者比率约为 4：1。但在子二代中，白眼果蝇全是雄性个体。正是这后一结果，引起了他的思考。他认为：如果假定控制眼色的基因位于 X 染色体上，而 Y 染色体上不带控制眼色的等位基因，那么实验结果就能得到完满的解释。红眼基因（＋）是显性，带有红眼基因的 X 染色体用 X^+ 表示；白眼基因（w）是隐性，带有白眼基因的 X 染色体用 X^w 表示。基因型为 $X^w Y$ 的雄果蝇，由于 Y 染色体上没有控制眼色的基因，隐性基因得以表现，所以是白眼果蝇。当白眼雄果蝇与野生型雌果蝇 $X^+ X^+$ 杂交时，子一代的基因型是 $X^+ X^w$ 和 $X^+ Y$，即雌雄果蝇都为红色复眼，而且雌果蝇是杂合体。子一代个体相互交配，结果在子二代中有 3/4 是红眼果蝇，1/4 是白眼果蝇。雌果蝇全为红色复眼，但其中有一半是纯合体，另一半为杂合体。雄果蝇则红眼、白眼各占一半。

这样，摩尔根第一次把一个具体的基因（白眼基因）定位于一个特定的染色体（X 染色体）上，开辟了一条遗传学和细胞学紧密结合的研究道路。

连锁与互换定律（law of linkage and crossing over）是摩尔根和他的学生们在孟德尔定律的基础上，以果蝇为实验材料，进行杂交实验，总结出来的。

一、完全连锁遗传

1. 雄果蝇完全连锁遗传实验

摩尔根用野生的灰身长翅（简称灰长）果蝇与黑身残翅（简称黑残）果蝇进行杂交实验，子一代（F_1）都是灰身长翅的果蝇。这表明灰身（B）对黑身（b）是显性，长翅（V）对残翅（v）是显性。如果用子一代（F_1）雄性灰身长翅果蝇与雌性黑身残翅果蝇进行测交，子代只出现灰身长翅和黑身残翅两种亲组合类型，数量各占 50%，比例为 1：1。如果按照孟德尔自由组合定律来预测，子代中应该出现灰身长翅、灰身残翅、黑身长翅、黑身残翅 4 种表现型的果蝇，而且它们之间的比例应为 1：1：1：1。实验结果与预期结果相差甚远，不符合孟德尔自由组合定律。

2. 对完全连锁遗传实验的解释

上述实验结果与预期结果为何相差甚远，不符合孟德尔自由组合定律？摩尔根是这样解释的：假设控制果蝇这两对相对性状的基因位于同一对同源染色体上，即基因 B 与 V 位于一条染色体上，为连锁关系，基因 b 与 v 位于该同源染色体中的另一条染色体上，为连锁关系，那么在形成配子时，BV 和 bv 只能随各自所在的一条染色体作为一个整体连锁传递，而不能分离和自由组合。

按照显隐性关系，亲本灰身长翅果蝇的基因型是 $BBVV$，产生一种含 BV 的配子；亲本黑身残翅果蝇的基因型是 $bbvv$，产生一种 bv 的配子。受精后子一代（F_1）个体的基因型为 $BbVv$，表现型为灰身长翅。子一代（F_1）雄性灰身长翅果蝇与雌性黑身残翅果蝇进行测交，子一代（F_1）雄果蝇在形成精子时，BV 和 bv 随着同源染色体的分离而分开，进入不同的配子中去，形成 BV 和 bv 两种精子，且数量相等；亲本黑身残翅果蝇的基因型是 $bbvv$，产生一种 bv 的卵子。精卵受精，随机结合，子二代出现灰身长翅（$BbVv$）和黑身残翅（$bbvv$）两种类型的果蝇，比例为 1：1（图 4-9）。

摩尔根把位于同一条染色体上的不同基因伴随染色体共同传递的现象称为连锁。如果连锁的基因在减数分裂时没有发生互换，随染色体作为一个整体向后代传递，这种连锁就称为完全连锁。完全连锁遗传的特点是杂合子测交后代只有亲组合类型，比例为 1：1。

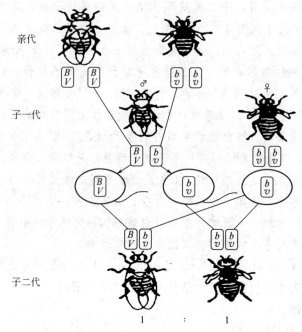

图 4-9　雄果蝇的完全连锁遗传图解

在生物界，完全连锁遗传的情况很少见，只发现雄果蝇和雌家蚕有此情况，其他生物中普遍存在的是不完全连锁遗传。

二、不完全连锁遗传

1. 雌果蝇不完全连锁遗传实验

摩尔根还发现，如果用子一代（F_1）灰身长翅雌性果蝇（$BbVv$）与黑身残翅雄性果蝇（$bbvv$）进行测交，其后代可出现灰身长翅、黑身残翅、灰身残翅、黑身长翅四种表现型。前两种与亲本性状相同，是亲组合，各占 41.5%；后两种是原来亲本没有的性状，是重组合，各占 8.5%。实验结果既不同于完全连锁遗传，也不符合自由组合定律。

2. 对不完全连锁遗传实验的解释

怎样解释上述实验结果呢？摩尔根认为，基因的连锁关系不是绝对的，有时也会发生改变。子一代（F_1）灰身长翅雌果蝇在形成卵子的减数分裂过程中，一般情况下连锁基因 BV 与连锁基因 bv 之间不发生互换，基因 B 和 V、b 和 v 仍保持原有的连锁关系。但由于减数分裂过程中同源染色体联会和非姐妹染色单体之间发生片段交换，可使连锁基因 BV 与连锁基因 bv 之间发生基因重组，形成 B 和 v、b 和 V 基因间新的连锁关系。结果形成 4 种卵子：BV、bv、Bv、bV，其中 BV、bv 为亲组合类型的卵子，各占 41.5%；Bv、bV 为重组合类型的卵子，各占 8.5%。这 4 种卵子分别与 bv 的精子受精，测交后代就会出现 4 种基因型，4 种表现型，即灰身长翅 $BbVv$、黑身残翅 $bbvv$、灰身残翅 $Bbvv$、黑身长翅 $bbVv$，且其中亲组合类型果蝇多，占 83%；重组合类型果蝇少，占 17%，由于发生交换的细胞占少数，所以重组类型也占少数（图 4-10）。

同源染色体上的等位基因之间发生交换，使原来连锁的基因发生变化，构成新的连锁关系，这种现象叫互换。位于同一条染色体上的互相连锁的基因大部分联合传递，仅有一小部分由于等位基因之间发生互换而重组的现象叫不完全连锁遗传。

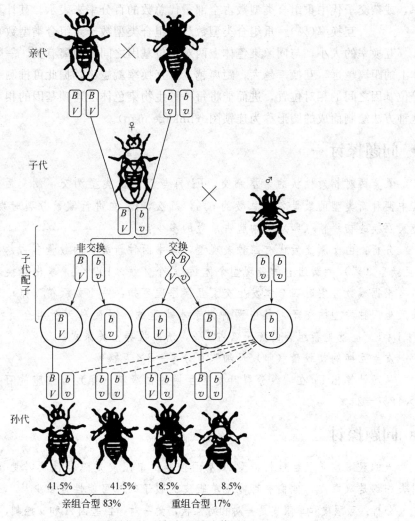

图 4-10 雌果蝇的不完全连锁遗传图解

摩尔根总结上述实验结果，得出连锁与互换定律：在杂合体中，生殖细胞形成时，位于同一条染色体上的基因彼此连锁，伴随染色体共同传递，称为连锁定律。在杂合体中，生殖细胞形成时，同源非姐妹染色单体上的等位基因之间发生交换，使原来连锁的基因发生变化，构成新的连锁关系，称为互换定律。

在形成生殖细胞的减数分裂过程中，同源染色体联会、同源非姐妹染色单体之间发生染色体片段交换是互换定律的细胞学基础。

三、互换率

凡是位于一条染色体上的基因，彼此之间互相连锁构成一个连锁群（linkage group），也称基因连锁群。基因连锁群在遗传的过程中会作为一个整体传到下一代。基因连锁群的数目和染色体对的数目相等。例如果蝇有 4 对染色体，形成 4 个连锁群。人类有 23 对染色体，其中 22 对常染色体构成 22 个连锁群，X 染色体和 Y 染色体的连锁基因不同，各构成一个连锁群，所以人类共有 24 个连锁群。同一连锁群内的各对等位基因之间可以发生互换，通常用互换率（crossover value）来表示。两对基因之间发生交换的频率称互换率，又称交换率。一般以两对基因的重组率来计算，具体是以重组合的生殖细胞数占生殖细胞总数的百分率，或杂交子代中重组合类型数占全部子代总数的百分率来表示。其计算公式为：

$$互换率（％）＝重组合类型数/（重组合类型数＋亲组合类型数）×100％$$

互换率的大小，与同源染色体上两对等位基因之间的距离有关。一般是两对基因在染色体上的距离越远，互换率越大；距离越近，互换率就越小。据此可推测一对同源染色体上非等位基因之间的相对位置，进而能将每一种生物染色体上连锁基因的相对位置确定下来。用这种方法绘制而成的图形称为连锁图（linkage map）。

● 问题探讨一

具有两对相对性状的亲本杂交，F_1 再与双隐性类型测交，测交后代出现四种表现型，其中两种新类型的数量各占总数的 6％，那么，F_1 在进行减数分裂时发生同源染色体之间交叉互换的初级精（卵）母细胞占总数的多少？

分析：由于测交后代有四种表现型，其中两种新类型的数量各占总数的 6％，利用公式"互换率（％）＝新组合的表现型个体数/总个体数×100％"，求出互换率＝2×6％＝12％。

根据减数分裂时四分体发生交叉互换原理可知：一个初级精（卵）母细胞发生互换，结果产生四种类型的配子，其中两种为亲本类型的，另两种为新组合类型的，其比例为 1：1：1：1，也就是新组合的配子只占 1/2，所以推导出关系式：

发生互换的初级精（卵）母细胞百分率＝2×互换率

从而计算出 F_1 在减数分裂时发生互换的初级精（卵）母细胞的百分率＝2×互换率＝2×12％＝24％。

● 问题探讨二

人的双眼皮是显性性状，受 A 基因控制；单眼皮是隐性性状，受 a 基因控制。如果一对夫妇都是双眼皮，他们有可能生单眼皮的孩子吗？可能性是多少？

分析：双眼皮和单眼皮是一对相对性状，受一对等位基因 A 和 a 控制，适合用分离定律来解释。当双眼皮的夫妇双方都是杂合体时，可生出单眼皮的孩子，可能性是 1/4。原理如下：

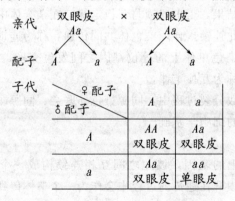

目 标 检 测

一、名词解释

1. 相对性状　2. 显性基因　3. 隐性基因　4. 基因型　5. 表现型　6. 等位基因　7. 测交

二、单项选择题

1. 关于隐性性状的正确表述是（　　）。

    A. F_1 中未出现的亲本性状   B. F_1 中出现的亲本性状

    C. 后代中不出现的性状   D. 后代中不常出现的性状

2. 显性性状是指（　　）。

    A. 在杂合子 F_1 能表现出的亲本性状

    B. 在杂合子 F_1 不能表现出的亲本性状

    C. 纯合子均能表现出的性状

    D. 在杂合子和纯合子均不能表现出的性状

3. 下列性状中，属于相对性状的是（　　）。

    A. 小麦的高茎和豌豆的矮茎   B. 月季的红花和牡丹的白花

    C. 豌豆的高茎和豌豆的矮茎   D. 豌豆的形状和豌豆的颜色

4. 一对相对性状的遗传符合（　　）。

    A. 连锁定律   B. 分离定律

    C. 自由组合定律   D. 互换定律

5. 基因分离定律的实质是（　　）。

    A. 子二代出现性状分离   B. 子二代性状的分离比为 $3:1$

    C. 测交后代性状的分离比为 $3:1$ D. 等位基因彼此分离

6. 下列属于纯合子的是（　　）。

    A. Rr 和 Aa B. RR 和 Aa

    C. aa 和 rr D. aa 和 Rr

7. 具有相同表现型的个体是（　　）。

    A. $AaBBCC$，$AABbCc$ B. $AaBBCc$，$aabbcc$

    C. $AABbCc$，$AabbCc$ D. $AABbCc$，$aabbcc$

8. 下列关于纯合子和杂合子的叙述，正确的是（　　）。

    A. 纯合子自交后代是纯合子

    B. 两纯合子异花传粉，后代一定是纯合子

    C. 纯合子与杂合子杂交后代全是杂合子

    D. 杂合子自交后代是杂合子

9. 鼠的毛皮黑色（M）对褐色（m）为显性，在两只杂合黑鼠的后代中，纯种黑鼠占黑鼠总数的比例是（　　）。

    A. 1/2   B. 1/3

    C. 1/4   D. 全部

10. 人类的卷舌由显性基因 R 控制，不卷舌由隐性基因 r 控制，那么卷舌的人与不卷舌的人结婚，子女两种性状都有时，这对夫妇的基因型是（　　）。

    A. $RR \times rr$ B. $RR \times Rr$

    C. $rr \times rr$ D. $Rr \times rr$

11. 某哺乳动物的直毛（B）对卷毛（b）为显性，黑色（C）对白色（c）为显性，这两对基因分别位于不同对的同源染色体上。子代有 4 种表现型，即直毛黑色、直毛白色、卷毛

黑色、卷毛白色，且它们之间的比为 3：3：1：1，已知一个亲本的基因型为 $BbCc$，另一个亲本的基因型为（　　）。

　　A. $BbCc$　　　　　　　　　　　　B. $Bbcc$

　　C. $bbCc$　　　　　　　　　　　　D. $bbcc$

12. 下列基因型中产生配子类型最少的是（　　）。

　　A. Bb　　　　　　　　　　　　　B. $AaBb$

　　C. $aaBBCC$　　　　　　　　　　D. $aaBb$

13. 下列各组杂交中，产生的子代只有一种表现型的是（　　）。

　　A. $BBSs×BBSs$　　　　　　　　B. $BbSs×bbSs$

　　C. $BBss×bbSS$　　　　　　　　D. $BbSs×bbss$

三、简答题

1. 人类褐色眼受显性基因 A 控制，蓝色眼受隐性基因 a 控制。假设一个蓝色眼睛的男性与一个褐色眼睛的女性结婚，而该女性的母亲为蓝色眼睛，那么这对夫妇生蓝色眼睛孩子的概率是多少？

2. 人类惯用右手（R）对惯用左手（r）是显性。一个家庭中，父亲惯用左手，母亲惯用右手，他们的一个孩子也惯用左手。写出这一家三口人的基因型。

3. 人类褐色眼受显性基因 A 控制，蓝色眼受隐性基因 a 控制；双眼皮受显性基因 B 控制，单眼皮受隐性基因 b 控制。如果双亲基因型均为 $AaBb$ 的杂合子，其子女中双眼皮蓝眼睛和单眼皮蓝眼睛的概率各是多少？

4. 三对等位基因 Aa、Bb、Cc，分别位于三对不同的同源染色体上，控制三对相对性状。问：$AaBbCc$ 的个体能产生几种配子？请写出配子的基因型。

第五章　单基因遗传与单基因遗传病

学习目标：

1. 掌握单基因遗传病的遗传方式和系谱特点。
2. 熟悉常见的单基因遗传病。
3. 熟悉单基因遗传病发病风险的估计。
4. 了解近亲结婚的危害。
5. 了解影响单基因遗传病分析的因素。

单基因遗传是指某种性状的遗传受一对等位基因的控制，其遗传方式遵循孟德尔定律，故又称孟德尔式遗传。

单基因遗传病（single-gene disorder）是指由一对等位基因控制的疾病，简称单基因病，或孟德尔式遗传病。根据单基因遗传病的致病基因所在染色体及其性质的不同，可将人类单基因遗传病的遗传方式分为常染色体显性遗传（autosomal dominant inheritance，AD）、常染色体隐性遗传（autosomal recessive inheritance，AR）、X 连锁显性遗传（X-linked dominant inheritance，XD）、X 连锁隐性遗传（X-linked recessive inheritance，XR）和 Y 连锁遗传（Y-linked inheritance）五类。

第一节　系谱与系谱分析

对人类性状和疾病遗传规律的研究，不能采用如同动植物遗传研究中使用的杂交实验方法，而必须运用一些适合人类的特殊方法，系谱分析法（pedigree analysis）是临床上最常用的方法之一。系谱（pedigree）是指从先证者入手调查某种遗传性疾病在一个家族中的发生情况，然后用规定的符号将调查结果按照一定格式绘制成的图解。先证者（proband）是指该家族中第一个被确诊为患某种遗传病的患者或具有某种性状的成员。系谱又称家系图，可显示患者与家族各成员之间的相互关系，系谱中既有患同种疾病或者具有同种性状的个体，也有其他正常的家族成员及去世的个体。系谱中常用的符号（图5-1）。

绘制系谱时，从先证者着手开始调查，追溯其直系亲属和旁系亲属在内的所有家族成员，将某种疾病或某种性状在各世代家族成员中的分布情况、家族成员的亲缘关系和性别等，按上述特定符号绘成图，即系谱。通过绘制的系谱可以对此家系进行回顾性分析，以便确定所发现的某一疾病或某一特定性状在该家族中是否存在遗传因素的作用和可能的遗传方式，从而对家系中其他成员的发病情况做出预测，为优生优育和健康指导提供依据，是为系谱分析。

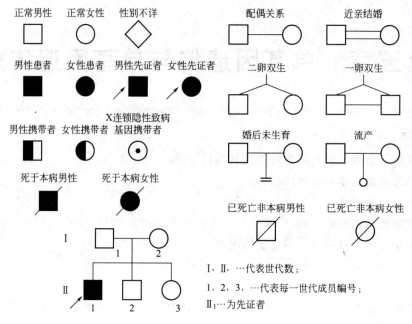

图 5-1　系谱中常用的符号

进行系谱分析时的注意事项

　　依据系谱对某种遗传病的传递方式进行判断时，要注意：①系谱的系统性和完整性。如果仅使用一个家系的系谱资料来分析是不够的，通常需要收集多个该种疾病的系谱进行综合分析，才可能获得比较准确的结论。②分析显性遗传病时，对不规则显性造成的隔代遗传、延迟显性的幼年家庭成员等，要特别注意防止误判。③注意显隐性遗传的相对性。④有些家系中除先证者外无其他患者，这时不仅要考虑隐性遗传，还要考虑是否发生了新的突变。

第二节　单基因病的遗传

一、常染色体显性遗传

　　控制某一种遗传性状的基因是显性基因，且位于常染色体上，其遗传方式称为常染色体显性遗传。由常染色体上显性致病基因引起的疾病称为常染色体显性遗传病。据 1994 年 Mckusick 的统计，人类常染色体显性遗传病至少有 4458 种，一些常染色体显性遗传病及其发病率见表 5-1。

表 5-1　一些常染色体显性遗传病及其发病率

疾 病 名 称	发病率/%	疾 病 名 称	发病率/%
多囊肾	2	先天性球形红细胞增多症	0.2
家族性高胆固醇血症	1	视网膜母细胞瘤	0.03
Huntington 舞蹈症	0.5	牙本质生成不全症	0.13
神经纤维瘤	0.4	成骨不全症 I 型	0.04
腓骨肌萎缩症	0.4	先天性软骨发育不全症	0.02
家族性多发性结肠息肉	0.1	肌紧张性营养不良症	0.2

　　人群中的致病基因最初都是由正常基因突变来的，突变很稀有。在常染色体显性遗传病中，如果用 A 表示显性致病基因，a 表示正常的隐性等位基因，那么患者的基因型可为 AA 或 Aa，正常个体的基因型为 aa。由于致病基因在群体中的频率很低，临床上很少见到纯合子（AA）患者，大多数常染色体显性遗传病患者的基因型为杂合子（Aa）。

　　由于基因表达受到各种复杂因素的影响，杂合体可出现不同的表现形式。因此，常染色体显性遗传又可分为完全显性遗传、不完全显性遗传、不规则显性遗传、延迟显性遗传、共显性遗传等类型，临床上常见的常染色体显性遗传病或性状的遗传类型见表5-2。

表 5-2　临床上常见的常染色体显性遗传病（性状）及其遗传类型

疾　病　名　称	遗传类型
短指（趾）症 并指Ⅰ型 齿质形成不全症 神经纤维瘤	完全显性遗传
软骨发育不全症 地中海贫血 家族性高胆固醇血症	不完全显性遗传
多指（趾）症 成骨发育不全症Ⅰ型 Marfan 综合征	不规则显性遗传
家族性多发性结肠息肉 Huntington 舞蹈症 脊髓小脑性共济失调Ⅰ型	延迟显性遗传
ABO 血型 MN 血型	共显性遗传

1. 完全显性遗传

　　完全显性遗传是指在常染色体显性遗传中，杂合体 Aa 与纯合体 AA 的表现型完全相同，即在杂合体 Aa 中，显性基因 A 的作用完全表达出来，隐性基因 a 的作用则被完全掩盖。

　　短指（趾）症是完全显性遗传病，患者的主要症状表现为指（趾）骨短小或缺如，从而手指（足趾）变短（图5-2）。致病基因定位于 2q35-q36。

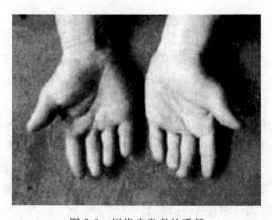

图 5-2　短指症患者的手部

　　假设短指基因为显性基因 A，正常指基因为隐性基因 a，则纯合体 AA 和杂合体 Aa 的临床症状都表现为短指。由于常染色体显性遗传中纯合体患者极为少见，因此，临床上所见的短指症患者大多数为杂合体 Aa。杂合体患者与正常人婚配是临床上最常见的婚配类型，其子女约有 1/2 的个体为短指症患者，约有 1/2 的个体为正常人（图 5-3）。

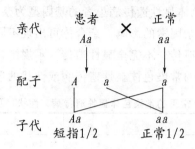

图 5-3　短指症患者与正常人婚配图解

常染色体显性遗传病典型系谱（图 5-4）的特点可归纳为：①男女发病概率均等。这是由于致病基因位于常染色体上，遗传与性别无关。②连续传递。系谱中可看到连续几代都有患者。③患者的双亲中必定有一方为患者，且绝大多数为杂合体，患者的同胞和子女均有 1/2 的概率患病。④双亲无病时，子女一般不患病，但在有新的基因突变发生时，可看见双亲无病而子女患病的病例。

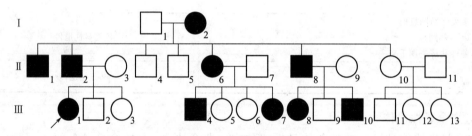

图 5-4　短指症的系谱

根据常染色体显性遗传病的系谱特点，临床上可对其发病风险进行估计：杂合体患者与正常人婚配，每生育一个子女患病的概率为 1/2；杂合体患者与杂合体患者婚配，子女患病的概率为 3/4。

2. 不完全显性遗传

不完全显性遗传是指在常染色体显性遗传中，杂合体的表现型介于显性纯合体与隐性纯合体的表现型之间，为中间类型，也称为半显性。在不完全显性遗传病中，由于显性基因部分遮盖隐性基因的作用，使得杂合体隐性基因也有一定程度的表达，所以杂合体常为轻型患者，显性纯合体为重型患者，隐性纯合体为正常人。

软骨发育不全症属于不完全显性遗传病，纯合体（AA）患者病情严重，大多数在胎儿期或新生儿期死亡。杂合体（Aa）患者出生时即有体态异常，表现为生长发育迟缓，身材矮小，头大且前额突出，四肢短粗，手指齐平，下肢向内弯曲，腰椎明显前突，臀部后突，躯干相对较长等症状（图 5-5）。其原因主要是由于长骨骨骺端软骨细胞形成及骨化障碍，影响了骨的生长，致病基因已定位于 4p16.3。

一个软骨发育不全症患者与正常人婚配，每生一个孩子都有 1/2 的可能是软骨发育不全症患者，1/2 的可能是正常人。如果两个软骨发育不全症患者婚配，后代将有 1/4 的可能因

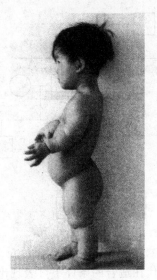

图 5-5　软骨发育不全症患者

病情严重而早期夭折，有 2/4 的可能为轻型患者，1/4 的可能为正常人，呈现 1：2：1 的比例，即表现型比例与基因型比例相同。

3. 不规则显性遗传

不规则显性遗传是指在一些常染色体显性遗传病中，带有显性致病基因的杂合体由于受到某些因素的影响不发病，或者发病但其表现程度有差异，又称为外显不全。不规则显性遗传产生的机制尚不十分清楚，目前认为不同个体所具有的遗传背景（基因组中每个基因除其等位基因以外的其他基因，也称基因环境）和生物体的内外环境对基因表达所产生的影响，都可能是引起不规则显性遗传的重要原因。

多指症是不规则显性遗传病。患者主要症状是指（趾）数量增多，增加的指（趾）可能是发育完整的全指（趾），也可能仅单个指（趾）骨成双，还可能是只有软组织增加而形成的赘生物（图 5-6）。致病基因已定位于 13 号染色体的长臂上。

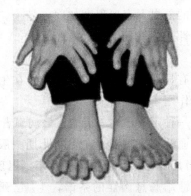

图 5-6　多指症患者

图 5-7 为一个多指症的系谱，先证者Ⅲ₂ 患多指症，其后代Ⅳ₁ 和Ⅳ₂ 为患者，其父母Ⅱ₃ 和Ⅱ₄ 表现正常。从系谱特点推知，Ⅲ₂ 的基因型一定是杂合体，其致病基因来自父亲。这可从Ⅲ₂ 的二伯父（Ⅱ₂）、奶奶（Ⅰ₂）为多指症患者得到佐证。Ⅲ₂ 的父亲（Ⅱ₃）带有的显性致病基因由于某种原因未能得到表达，所以没有发病，但其携带的致病基因仍会向下

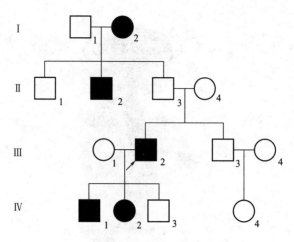

图 5-7　多指症的系谱

一代传递，得到致病基因的下一代在适合的条件下可表现出多指症状，出现隔代遗传现象。

　　显性基因在杂合状态下是否表现出相应性状，常用外显率来衡量。外显率（pene-trance）是指一定基因型的个体在特定环境中形成相应表现型的比率，一般用百分率（％）表示。例如，在一个群体中，有 40 人是多指基因的杂合体（Aa），但实际上只有 32 人表现出多指，另外 8 人表现正常，那么该群体显性多指基因（A）的外显率为 32/40×100％＝80％。外显率为 100％，称为完全外显。外显率低于 100％，称为不完全外显或外显不全。在外显不全的情况下，患者同胞、子女的发病风险不再是 1/2，而是 1/2×外显率。

　　显性基因完全不表达的杂合体称为钝挫型（form fruste）。在有些杂合体中，显性基因虽然能表达，但表达程度在不同个体间却存在差异，如多指症患者，可有多指数目不一、着生部位不同、多出指长短不等等现象。这种杂合体因某种因素导致个体间表现程度的差异，常用表现度（expressivity）表示。表现度的差异并不影响致病基因向后代传递，表现度高的个体，所生子女的表现度不一定也高，反之亦然。

　　外显率与表现度是两个不同的概念，根本区别在于前者阐明基因是否表达，是个"质"的问题；后者说明在基因表达的前提下表现程度如何，是个"量"的问题。外显率的降低、表现度的差异使得常染色体显性遗传呈现出不规则现象。

　　4. 延迟显性遗传

　　延迟显性遗传是指某些带有显性致病基因的杂合体，在生命的早期不表现出相应症状，达到一定年龄时，致病基因的作用才表现出来。

　　家族性多发性结肠息肉是一种延迟显性遗传病。该病患者的结肠壁上分布着许多大小不等的息肉，主要临床症状为便血并伴有黏液。在婴幼儿期一般无息肉，常于青年时期发生，患者在 35 岁前后，结肠息肉可恶变为结肠癌，发病具有延迟现象（图 5-8）。

　　图 5-9 是一个家族性多发性结肠息肉症的系谱，I₂ 已死于结肠癌，II₂、II₃ 已发病。值得注意的是 III₁、III₂ 和 III₃ 有可能是杂合体，发病风险为 1/2。现在虽未患病，可能是还没到发病年龄。因此，针对 III₁、III₂、III₃，应定期进行结肠检查，预防癌变的发生。

　　5. 共显性遗传

　　共显性遗传是指一对等位基因彼此没有显隐性的区别，在杂合状态下，两种基因的作用都能表达出来，独立产生基因产物，从而形成相应的表现型。

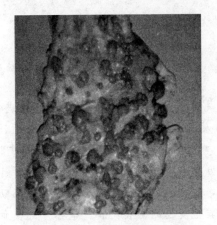

图 5-8　家族性多发性结肠息肉

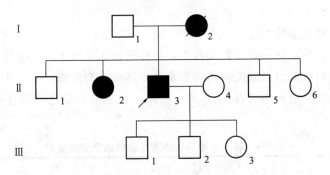

图 5-9　家族性多发性结肠息肉症的系谱

人类 ABO 血型系统中 AB 血型的遗传属于共显性遗传。决定人类 ABO 血型的基因为一组复等位基因 I^A、I^B 和 i，这三种基因位于 9q34 位点。复等位基因（multiple alleles）是指在一个群体中，一对同源染色体的某一特定位点上存在三种或三种以上的基因。但对每一个个体来说，只能具有两个基因。复等位基因是由于一个基因发生多向突变而产生的结果。

在决定 ABO 血型的基因中，I^A 决定红细胞表面有 A 抗原，I^B 决定红细胞表面有 B 抗原，i 决定红细胞表面无 A 和 B 抗原。I^A 对 i、I^B 对 i 都是显性的，I^A 和 I^B 彼此没有显隐性之分，为共显性。基因型为 $I^A I^A$ 和 $I^A i$ 的个体红细胞膜上有 A 抗原，表现为 A 血型；基因型为 $I^B I^B$ 和 $I^B i$ 的个体红细胞膜上有 B 抗原，表现为 B 血型；基因型为 ii 的个体红细胞膜上无 A 抗原和 B 抗原，表现为 O 血型；基因型为 $I^A I^B$ 的个体红细胞膜上既有 A 抗原又有 B 抗原，表现为 AB 血型。ABO 血型的特点见表 5-3。

表 5-3　ABO 血型的特点

表型（血型）	基因型	红细胞抗原	血清中的天然抗体
A	$I^A I^A$，$I^A i$	A	β 凵
B	$I^B I^B$，$I^B i$	B	α 凵
AB	$I^A I^B$（共显性）	A，B	— 凵
O	ii	—	α，β 凵

根据孟德尔分离定律的原理，已知双亲血型，可以推测出子女中可能出现的血型和不可能出现的血型，知道双亲一方和子女的血型，可推测双亲另一方的血型，这在法医学的亲子

鉴定上有一定意义。

知识链接

ABO 血型的起源

美国科学家皮特·达达莫博士认为，人类 ABO 血型是由进化决定的。A 型、B 型、AB 型和 O 型是由于不断进化和人们在不同气候地区定居下来以后逐渐形成的。

O 血型的历史最为悠久，是一种非常古老的血型，其祖先以狩猎为生，也称为狩猎血型，它大约出现于公元前 6 万年至 4 万年之间；A 血型是第二出现的血型，其祖先是最先从事农耕的，也称为农耕血型，它出现在公元前 2.5 万年至 1.5 万年之间；B 血型较晚出现，这类人是最早习惯于气候和其他变迁的游牧民族，也称为游牧血型，它出现在约公元前 1.5 万年至新纪元之间；AB 血型是最晚出现、最稀少的血型，占总人口不到 5%，它的出现还不到 1000 年的时间。

二、常染色体隐性遗传

控制某一种遗传性状的基因是隐性基因，且位于常染色体上，其遗传方式称为常染色体隐性遗传。由隐性致病基因引起的疾病称为常染色体隐性遗传病。据 1994 年 Mckusick 的统计，人类常染色体隐性遗传病已有 1730 种，临床上常见的常染色体隐性遗传病及其发病率见表 5-4。

表 5-4　临床上常染色体隐性遗传病及其发病率

疾 病 名 称	发病率/‰	疾 病 名 称	发病率/‰
高度近视	10.00	镰状细胞贫血	0.10
白化病	0.05	囊性纤维变性	0.63
苯丙酮尿症	0.10	视网膜色素变性	0.23
先天性耳聋	0.34	半乳糖血症	0.02

在常染色体隐性遗传病中，假设隐性致病基因为 a，相应的显性正常基因为 A，则基因型 AA 和 Aa 的个体为正常人，基因型 aa 的个体为患者。常染色体隐性遗传病只有在两个隐性致病基因纯合时个体才会患病。当个体处于杂合状态时因有显性正常基因的存在，致病基因的作用不能表现，因此，杂合体不发病，这种带有致病基因但表现型正常的个体称为携带者。临床上所见到的常染色体隐性遗传病患者一般是两个携带者婚配的子女（图 5-10）。

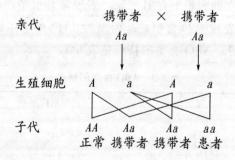

图 5-10　两个常染色体隐性遗传病携带者婚配图解

白化病是一种常见的常染色体隐性遗传病，该病发病率为 1/12000～1/10000。患者主要症状是皮肤、毛发、虹膜缺乏黑色素，皮肤呈白色或淡红色，不耐日晒，可因日晒而灼伤暴露的皮肤；毛发白色或淡黄色；虹膜浅红色，严重畏光。部分患者有屈光不正、斜视和眼球震颤等症状。该病是由于患者体内编码酪氨酸酶的基因发生突变，造成酪氨酸酶不能正常合成，致使黑色素的形成发生障碍，从而引起白化病症状。致病基因定位于11q14-q21。

白化病患者的父母往往是表现型正常的携带者，如果用 a 表示白化病基因，A 则表示正常基因，其基因型均为 Aa。这样基因型的父母有 1/4 的几率把白化基因 a 同时传递给子女，使其基因型为 aa，从而表现出父母所没有的白化病症状；其子女有 3/4 的概率为表现型正常的个体，但他们有 2/3 的可能为白化病基因携带者 Aa。

图 5-11 是一个白化病家系系谱，综合该系谱及图 5-10 的分析可归纳出常染色体隐性遗传病系谱的特点：①男女发病机会均等。这是由于致病基因位于常染色体上，遗传与性别无关。②不连续传递。患者的分布常为散发，有的系谱中甚至只有先证者一个患者。③患者的双亲往往表现正常，但为致病基因的携带者。④患者同胞中约有 1/4 的个体为患者。⑤患者与正常人婚配，其子女往往表型正常，但都为致病基因的携带者。⑥近亲婚配时，子女的发病率明显高于非近亲婚配子女发病率。

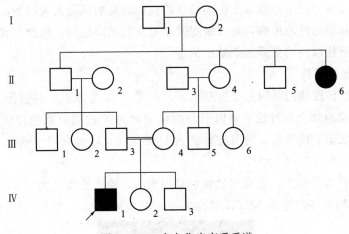

图 5-11　一个白化病家系系谱

医学遗传学上通常将 3～5 代以内有着共同祖先的个体称为近亲，有着共同祖先的男女间婚配称为近亲婚配。遗传学研究表明，源于共同祖先的个体携带相同隐性致病基因的概率较大。具有共同祖先的两个个体在某一位点上具有相同基因的概率称为亲缘系数（relationship coefficient）。

根据遗传定律，上代的基因传给下代的概率是 1/2，所以一个个体和他的父亲或母亲带有同一基因的概率是 1/2。在一个家庭中的同胞兄妹两人，他们具有相同基因的概率是多少呢？假设哥哥有一个基因 a，该基因有 1/2 的可能性来自父亲，那么父亲的这个基因传递给妹妹的可能性也是 1/2，兄妹二人是否从父亲处遗传到基因 a 是两个独立事件，他们同时具有父亲基因 a 的概率为 $1/2 \times 1/2 = 1/4$。同理，哥哥的基因 a 也有 1/2 的可能性来自母亲，兄妹二人从母亲处获得相同基因 a 的概率也是 $1/2 \times 1/2 = 1/4$。而兄妹二人具有的相同基因究竟是来自父亲还是来自母亲，这是两个互斥事件，他们从父母处获得任何一个相同基因的概率是 $1/4 + 1/4 = 1/2$。因此，父母与子女间以及同胞间，彼此任何一个基因相同的可能性均为 1/2，亲缘系数为 0.5，这样的个体关系称为一级亲属；依此类推，叔侄女、姑侄、舅甥女等之间基因相同的可能性为 1/4，亲缘系数为 0.25，称为二级亲属；表兄妹、堂兄妹等之间基因相同的可能性为 1/8，亲缘系数为 0.125，称为三级亲属；表叔侄女、表舅甥女等之间基因相同的可能性为 1/16，亲缘系数为 0.0625，称为四级亲属；从表兄妹、从堂兄妹等之间基因相同的可能性为 1/32，亲缘系数为 0.03125，称为五级亲属。

假设群体中某种常染色体隐性遗传病携带者的频率为 1/50，夫妇二人均为携带者，每次生育出隐性遗传病患儿的概率为 1/4，如果是随机婚配，夫妇同是携带者的可能性为 $1/50×1/50=1/2500$，婚后生出隐性遗传病患儿的风险为 $1/50×1/50×1/4=1/10000$；如果是表兄妹婚配，他们同是携带者的可能性为 $1/50×1/8=1/400$，婚后生出隐性遗传病患儿的风险为 $1/50×1/8×1/4=1/1600$。表兄妹婚配生出隐性遗传病患儿的风险是随机婚配的 6.25 倍。

如果某种常染色体隐性遗传病群体中携带者的频率为 1/500，随机婚配，生出隐性遗传病患儿的风险为 $1/500×1/500×1/4=1/1000000$；表兄妹婚配，生出隐性遗传病患儿的风险为 $1/500×1/8×1/4=1/16000$。表兄妹婚配生出隐性遗传病患儿的风险是随机婚配的 62.5 倍。

由此可知，近亲婚配可导致常染色体隐性遗传病的发病风险大大增加，而且在群体中发病率越低、越少见的隐性遗传病，近亲婚配时相对发病风险越高。因此，我国《婚姻法》规定：直系血亲和三代以内的旁系血亲禁止结婚。

三、X 连锁显性遗传

控制某一种遗传性状的基因是显性基因，且位于 X 染色体上，其遗传方式称为 X 连锁显性遗传。由 X 染色体上显性致病基因引起的疾病称为 X 连锁显性遗传病。X 连锁显性遗传病病种较少，临床上较为常见的有抗维生素 D 性佝偻病、遗传性肾炎、口面指综合征 I 型、色素失调症、高氨血症 I 型等。

在 X 连锁显性遗传病中，假定显性致病基因为 D，隐性正常基因为 d，则男性患者基因型为 $X^D Y$，正常男性基因型为 $X^d Y$；女性患者基因型为 $X^D X^D$ 或 $X^D X^d$（绝大多数患者基

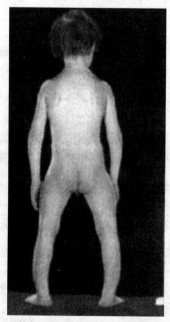

图 5-12　抗维生素 D 性佝偻病患者

因型为杂合体），正常女性基因型为 $X^d X^d$。由于致病基因是显性，所以不论男女，只要 X 染色体上有一个致病基因就会发病。男性细胞中只有 1 条 X 染色体，女性细胞中有 2 条 X 染色体，这样女性获得致病基因的概率是男性的 2 倍，因此 X 连锁显性遗传病在群体中女性患者往往多于男性患者。

抗维生素 D 性佝偻病又称低磷酸盐血症性佝偻病，是典型的 X 连锁显性遗传病。患者主要症状为：O 形腿或 X 形腿、鸡胸，严重的有进行性骨骼发育畸形、骨疼、不能行走、生长发育缓慢等（图 5-12）。

该病是由于患者肾小管对磷的重吸收发生障碍，小肠对磷和钙的吸收不良，造成尿磷增加、血磷降低，患者的骨质钙化不全而引起的佝偻病。患者多在婴儿期发病，致病基因已定位于 Xp22.2-22.1。治疗抗维生素 D 性佝偻病，只服用普通剂量的维生素 D 或晒太阳均难有疗效，必须使用大剂量的维生素 D 和磷酸盐才能达到治疗效果。

如果抗维生素 D 性佝偻病男性患者与正常女性婚配，则其女儿都患病，儿子都正常（图 5-13）；若女性杂合子患者与正常男性婚配，其儿子、女儿各有 1/2 的发病风险（图 5-14）。

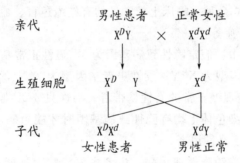

图 5-13 抗维生素 D 性佝偻病男性患者与正常女性婚配图解

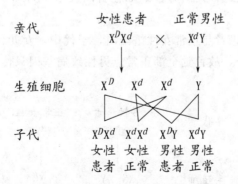

图 5-14 抗维生素 D 性佝偻病女性杂合子患者与正常男性婚配图解

图 5-15 是 X 连锁显性遗传病的典型系谱，其系谱特点可归纳为：①人群中女性患者多于男性患者，但女性患者的病情一般较轻。②连续传递。可见到连续几代中都有患者的现象。③患者双亲中必有一方是患者，男性患者的致病基因来自母亲。④男性患者的后代中，女儿都患病，儿子都正常。⑤女性患者的后代中，子女各有 1/2 的可能为患者。

四、X 连锁隐性遗传

控制某一种遗传性状的基因是隐性基因，且位于 X 染色体上，其遗传方式称为 X 连锁

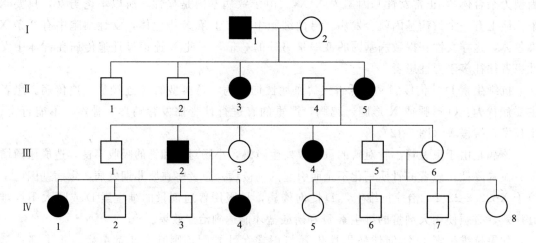

图 5-15　X 连锁显性遗传病的典型系谱

隐性遗传。由 X 染色体上隐性致病基因引起的疾病称为 X 连锁隐性遗传病。目前发现的 X 连锁隐性遗传病大约有 400 余种，临床上较常见的有红绿色盲、血友病 A、假肥大型进行性肌营养不良、G-6-PD 缺乏症等。

在 X 连锁隐性遗传病中，假定隐性致病基因为 b，显性正常基因为 B，则男性患者的基因型为 X^bY，正常男性基因型为 X^BY；女性患者基因型为 X^bX^b，正常女性基因型为 X^BX^B 和 X^BX^b，其中 X^BX^b 为表现型正常的女性携带者。男性只要 X 染色体上有致病基因就可患病，而女性只有在两条 X 染色体上均有隐性致病基因时才能患病，因此 X 连锁隐性遗传病在人群中男性患者明显多于女性患者。

红绿色盲是典型的 X 连锁隐性遗传病，患者主要症状为不能正确区分红色和绿色，致病基因定位于 Xq28。据报道，我国男性红绿色盲的发生率为 7.0%，女性红绿色盲的发生率为 0.5%。

当一个红绿色盲男性患者与正常女性婚配时，子代中，女儿色觉正常，但都为携带者；儿子从母亲处接受一个 X^B，故色觉全部正常。男性致病基因只传给女儿，不传给儿子（图 5-16）。

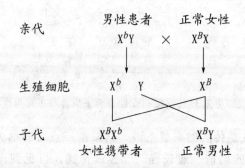

图 5-16　红绿色盲男性患者与正常女性婚配图解

如果一个红绿色盲女性携带者与正常男性婚配，子代中，儿子有 1/2 的可能表现正常，1/2 的可能是患者；女儿色觉全部正常，但有 1/2 的可能是携带者（图 5-17）。

如果一个红绿色盲女性携带者与一个红绿色盲男性患者婚配，子代中，女儿有 1/2 的可能

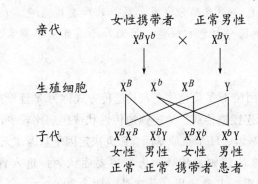

图 5-17 红绿色盲女性携带者与正常男性婚配图解

性为患者，1/2 的可能性表现正常但为携带者；儿子中患者和正常的可能性各为 1/2（图 5-18）。

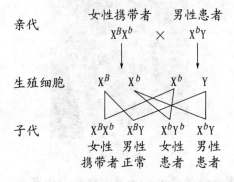

图 5-18 红绿色盲的女性携带者与男性患者婚配图解

图 5-19 是一个典型的 X 连锁隐性遗传病系谱，其系谱特点可归纳为：①男性患者远多于女性患者，系谱中往往只有男性患者。②看不到连续传递现象，患者的分布常为散发。③双亲无病时，儿子可能发病，女儿则不会发病；如果儿子患病，其母亲一定是致病基因携带者。④男性患者的同胞兄弟、外祖父、舅舅、姨表兄弟、外甥、外孙等也可能是患者。

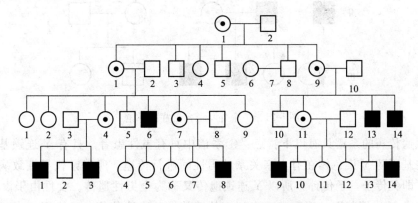

图 5-19 X 连锁隐性遗传病的典型系谱

知识链接

红绿色盲者的从业局限

红绿色盲是一种最常见的部分色盲，患者把整个光谱辨别为两种基本的色调：长波部分

（红、橙、黄、绿）看成黄色，短波部分（青、蓝、紫）看成蓝色。由于红绿色盲患者没有正常的辨色能力，不能正确区分红色和绿色，因而，不适宜从事美术、印染、纺织、化工等需要色觉敏感的工作。

五、Y连锁遗传

控制某种遗传性状的基因位于Y染色体上，其遗传方式称为Y连锁遗传。由Y染色体上的致病基因引起的疾病称为Y连锁遗传病。Y连锁遗传性状或疾病比较少，目前较为肯定的Y染色体连锁基因有外耳道多毛基因、H-Y抗原基因、睾丸决定因子基因、无精症基因AZF等。

外耳道多毛症是典型的Y连锁遗传病，患者主要症状为：进入青春期后，外耳道中可长出2～3cm的成丛黑色硬毛，并常伸出耳孔之外（图5-20）。

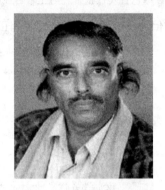

图5-20　外耳道多毛症患者

图5-21是一个外耳道多毛症的系谱，系谱中祖孙三代有血亲的男性均为患者，女性则无此症状。

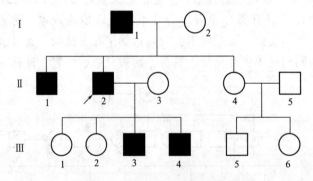

图5-21　一个外耳道多毛症的系谱

Y连锁遗传病的系谱具有以下特点：①系谱中只有男性患者。具有Y连锁基因者均为男性，这些基因随Y染色体在有血亲关系的男性间进行传递，所以亲代男性致病基因仅传递给儿子，即父传子，子传孙，所以Y连锁遗传又称为全男性遗传。女性由于没有Y染色体，不能传递Y连锁基因，不会表现出相应的遗传性状或遗传病。②出现患者后一般是连续遗传，下一代只有女儿正常。

第三节　影响单基因遗传病分析的因素

根据基因的性质不同，通常将基因控制的性状分为显性性状和隐性性状。理论上显隐性状在群体中呈现出各自的分布规律，但也存在着一定的例外情况。

一、表型模拟

表型模拟（phenocopy）是指由于环境因素的影响使个体的表现型与某一特定基因所控制的表现型相同或相似的现象，又称为拟表型。如个体由于使用链霉素导致的聋哑，与常染色体隐性遗传病的先天性聋哑表现型相同，即都是聋哑；又如，个体因食物中长期缺乏维生素 D 会引起佝偻病，症状与 X 连锁显性遗传病的抗维生素 D 佝偻病相似。表型模拟是由环境因素引起，并非生殖细胞中基因本身的改变所致，因此并不遗传给后代。

二、遗传的异质性

遗传的异质性（genetic heterogeneity）是指表现型相同但基因型不同的现象，产生这种现象的原因在于某些性状是由多个不同位点上的基因所控制的。如先天性聋哑，约 80% 由遗传因素引起，约 20% 由环境因素引起。遗传因素引起的先天性聋哑中有常染色体隐性遗传、常染色体显性遗传和 X 连锁隐性遗传三种遗传方式。其中，属于常染色体隐性遗传的至少有 40 个基因位点，属于常染色体显性遗传的至少有 6 个基因位点，属于 X 连锁隐性遗传的至少有 4 个基因位点。因此，先天性聋哑存在高度的遗传异质性，在进行遗传咨询和优生指导时应特别注意。

知识链接

大多数遗传病具有遗传异质性

事实上，遗传的异质性是遗传中的普遍现象。如抗维生素 D 佝偻病除 X 连锁显性遗传外，还有常染色体显性遗传和常染色体隐性遗传等方式。又如视网膜色素变性，其遗传方式有常染色体显性遗传、常染色体隐性遗传、X 连锁隐性遗传，可能还有 Y 连锁遗传。

具有遗传异质性的单基因遗传病，由于遗传基础不同，不同遗传方式的遗传病常表现出综合征、始发年龄、主要病情变化、病程进展、预后情况等方面的差异，甚至还可以划分为不同亚型。

三、基因的多效性

基因的多效性（pleiotropy）是指一个基因可以决定或影响多个性状的现象，又称为一因多效。为什么会出现基因多效性呢？基因的作用是通过控制机体新陈代谢的一系列生理生化反应，影响个体发育从而决定性状。在机体中各种生理、生化过程都是相互联系、相互制约的，一个基因的改变将直接影响到其控制的某一代谢过程，也必然会对其他相关的代谢反应产生不同程度的影响，使得机体出现多种临床症状。如苯丙酮尿症，由于基因突变使患者体内缺乏苯丙氨酸羟化酶，造成苯丙氨酸代谢障碍而致病，患者除出现苯丙酮尿外，还有智力低下、皮肤有轻微的白化症状等其他继发症状。

四、从性遗传

从性遗传（sex-conditioned inheritance）是指位于常染色体上的基因，由于性别的不同在表现型上显示出男女性别分布比例上的差异或基因表达程度的差别，又称为性影响遗传。如遗传性早秃是一种常染色体显性遗传病，患者一般从 35 岁左右开始出现以头顶为中心向周围扩展的进行性、弥漫性、对称性脱发（图 5-22）。男性秃顶显著多于女性，通常男性杂合体便会出现早秃，女性杂合体则不表现，只有显性纯合体才表现。这种表达上的差异可能与秃顶基因受雄性激素的影响有关。

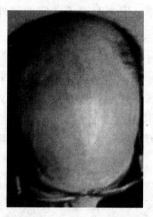

图 5-22　遗传性早秃

又如原发性血色病（primary hemochromatosis）是一种常染色体隐性遗传病，本病由于含铁血红素在组织中大量沉积而造成肝、心脏、脾等多种器官损害，为一种遗传性铁代谢障碍病，临床典型症状是皮肤色素沉着、肝硬化、糖尿病三联综合征。因铁质在体内蓄积要达到 15～30g 时才表现出病症，所以 80% 的病例是在 40 岁以后发生，且大多数为男性，男性患者是女性患者的 10～20 倍。究其原因主要是女性可通过月经、流产、妊娠等失血使铁丢失较多，一生中可丧失铁 10～35g，减轻了铁质的沉积，故难以发生铁质沉着症状。

有些从性遗传病则表现出女性患者多于男性患者，如甲状腺功能亢进、色素失调症和遗传性肾炎等。

五、限性遗传

限性遗传（sex-limited inheritance）是指位于常染色体上的基因，由于基因表达的性别限制，只能在一种性别中表达，在另一种性别中完全不能表达的现象。这主要是由于男女性解剖结构上的差异造成的，也可能受性激素分泌方面的影响。如子宫阴道积水只在女性中发病，前列腺癌仅见于男性等。需要说明的是，无论男性还是女性，其致病基因都将按照孟德尔方式向后代传递。

从限性遗传和从性遗传的特点可以看出，并非所有表现出性别差异的遗传性状或遗传病都是性连锁遗传。在常染色体遗传病中有时也可见到性别差异，在分析判断遗传方式时应注意与性连锁遗传病区别。

六、遗传早现

遗传早现（anticipation）是指一些遗传病在连续几代的传递过程中有发病年龄逐代提前和病症逐代加重的现象。如遗传性小脑性运动共济失调综合征是一种常染色体显性遗传病，其发病年龄一般为 35～40 岁，临床主要表现为早期行走困难，站立摇摆不定，语言不清；晚期可出现下肢瘫痪。图 5-23 是一个遗传性小脑性运动共济失调综合征的系谱，在这个家系中，曾祖父（I_1）39 岁开始发病，他的儿子（II_3）38 岁发病，他的孙子（III_6）34 岁发病，他的曾孙（IV_1）23 岁就已瘫痪。

七、遗传印记

按照孟德尔定律，控制某一遗传性状或遗传病的基因无论是父源还是母源，所产生的表型效应应该是相同的。可越来越多的研究表明，同一基因由不同性别的亲本传递给子女，可引起不同的表型效应，这种现象称为遗传印记（genetic imprinting），又称为基因组印记或

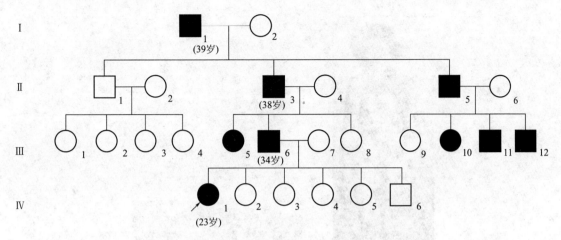

图 5-23 一个遗传性小脑性运动共济失调综合征系谱

亲代印记。如 Huntington 舞蹈病是一种常染色体显性遗传病，其发病年龄一般在 25～45 岁。若致病显性基因来自母亲，则子女的发病年龄与母亲的发病年龄一样；若致病显性基因来自父亲，则子女的发病年龄会比父亲的发病年龄提前，在有些家系，患者子女 20 岁以前就可发病。

第四节 单基因遗传病

一、马凡综合征

马凡综合征（Marfan syndrome）是一种遗传性结缔组织疾病，主要累及骨骼、心血管系统和眼，致病基因定位于 15p21，为常染色体显性遗传。患者有不同的表现度，但外显率高。主要的临床表现为：四肢细长，蜘蛛指（趾），双臂平伸指距大于身长，身高明显超出常人，皮下脂肪少；约 80% 的患者伴有心血管系统异常，特别是心脏瓣膜异常和主动脉瘤；该病同时可能影响其他器官，如有晶状体脱位或半脱位、高度近视等（图 5-24）。马凡综合征的主要危害是心血管病变，特别是合并的主动脉瘤，应早期发现，早期治疗。

二、成骨不全 I 型

成骨不全（osteogenesis imperfecta）又称脆骨症，原发性骨脆症及骨膜发育不良等。其特征为骨质脆、蓝巩膜、耳聋、关节松弛等，是一种由于间充质组织发育不全，胶原形成障碍而造成的先天性遗传性疾病。可分为四型，其中 I 型最常见。成骨不全 I 型呈常染色体显性遗传，有不同表现度。患者骨质稀疏，脆性增加，易骨折。部分患者出生时有骨折，出生后轻微创伤即可导致骨折，青春期后骨折减少。巩膜变为半透明，可见其下方脉络膜的颜色，因而，呈现蓝色。部分患者有进行性耳聋。

三、家族性高胆固醇血症

家族性高胆固醇血症（familial hypercholesterolemia）是由于细胞膜上低密度脂蛋白（low density lipoprotein，LDL）受体缺陷，导致 LDL 不能进入细胞，细胞内胆固醇的反馈抑制受阻而合成增高，血液和细胞内的胆固醇堆积。本病为常染色体显性遗传病，其致病基因定位于 19p13，有 18 个外显子。杂合子患者发病率约为 1/500，产生正常人 40% 的 LDL 受体，由于胆固醇的沉积，较早出现动脉硬化、角膜弓，早发冠心病，胆固醇沉积在皮肤、

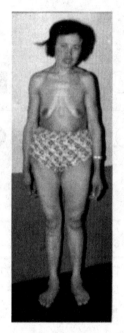
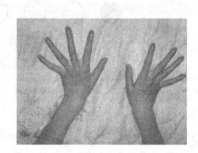

图 5-24　马凡综合征患者

肌腱等组织，则形成黄色瘤（图 5-25）。纯合子发病率约为 1/100 万，产生正常人 10％的 LDL 受体，病情更为严重，可在儿童期发生冠心病，平均寿命只有 20 多岁，冠心病是致死的主因。

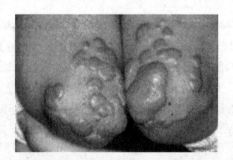

图 5-25　家族性高胆固醇血症患者的黄色瘤

四、苯丙酮尿症

苯丙酮尿症（phenylketonuria，PKU）是一种常染色体隐性遗传病，在我国的群体发病率约为 1/16500，是以智能发育障碍为主要特征的遗传性代谢病。该病是由于患儿体内缺乏苯丙氨酸羟化酶，导致食物蛋白中的苯丙氨酸因代谢障碍而不能生成酪氨酸，转而生成苯丙酮酸等。大量的苯丙酮酸在体内积累，并随尿液、汗液排出体外。典型的苯丙酮尿症患者出生时外貌正常，约至 3～4 个月时渐出现智能发育不全，并呈进行性发展；患儿步伐小，肌张力高，易激动进而惊厥；患儿尿液和汗液有一种特殊的"鼠尿味"。90％以上的患者毛发淡黄，皮肤白，虹膜呈黄色，75％的患儿 3 岁前死亡。已知苯丙氨酸羟化酶基因定位于 12q24.1，长度约为 90kb，有 13 个外显子和 12 个内含子。

五、假肥大型进行性肌营养不良

假肥大型进行性肌营养不良（duchenne muscular dystrophy，DMD）是一种 X 连锁隐性遗传病，发病率约为 1/3500，患者通常都是男孩。主要症状是骨骼肌进行性萎缩，肌力逐渐减退，以致最后完全丧失运动能力。患儿坐、立及行走较一般小儿晚，常于 4～5 岁发病，初起行走缓慢，步态不稳，左右摇摆如"鸭步"；易跌倒，登楼梯困难，下蹲后不能快速站起；仰卧起立时困难，必须先翻身俯卧，双手撑地，再扶持双膝，逐渐向上支撑起立；胸部、肩部及臀部肌肉逐渐萎缩变松变细，而三角肌、腓肠肌等则日益增粗变硬，呈假性肥大（图 5-26）；患者一般在 20 岁前死亡。患者血清磷酸肌酸激酶活性升高。该病致病基因定位于 Xp21，有 79 个外显子，编码 3685 个氨基酸组成抗肌萎缩蛋白。抗肌萎缩蛋白位于肌细胞膜脂质中，对稳定细胞膜，防止细胞坏死、自溶等方面有着重要作用。

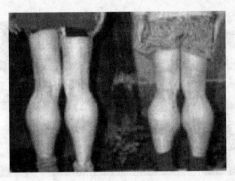

图 5-26　假肥大型进行性肌营养不良患者的腓肠肌

六、血友病

血友病是一组因凝血因子缺乏而导致的出血性疾病，表现为遗传性凝血障碍。血友病在先天性出血性疾病中最为常见，主要有甲型血友病（A）、乙型血友病（B）、丙型血友病（C）三类。

1. 甲型血友病

甲型血友病又称第Ⅷ因子缺乏症或抗血友病球蛋白缺乏症，是血友病中的常见类型，遗传方式为 X 连锁隐性遗传。主要临床特点是出血倾向，表现为：①轻微创伤后流血不止；②缓慢持续出血；③出血部位广泛；④常反复发生出血，可形成血肿、关节变形等，死因多为颅内出血。研究表明，凝血因子Ⅷ是一个复合分子，由抗血友病球蛋白、Ⅷ因子相关抗原和促血小板黏附血管因子三种成分组成。甲型血友病是由于抗血友病球蛋白遗传性缺乏所致。该病致病基因定位于 Xq28，基因长度超过 186kb，有 26 个外显子和 25 个内含子，编码 2351 个氨基酸。该基因的缺陷现已发现有缺失型、突变型等多种类型。

2. 乙型血友病

又称第Ⅸ因子缺乏症或血浆凝血活酶成分缺乏症，是一种 X 连锁隐性遗传病。该病主要临床表现与甲型血友病类似，但发病率较低。其致病基因已定位于 Xq27.1，基因长度为34kb，有 8 个外显子，编码 415 个氨基酸。该基因的缺陷有点突变、缺失、插入等。

3. 丙型血友病

又称第Ⅺ因子缺乏症或血浆凝血活酶前质缺乏症，是一种常染色体隐性遗传病。该病的症状较甲型、乙型血友病轻，有明显的种族倾向，多见于土耳其南部犹太人后裔。其致病基因定位于 15q11，基因长度为 23kb，有 15 个外显子，编码 625 个氨基酸。现已发现 3 种点突变形式。

七、镰状细胞贫血

镰状细胞贫血（sickle cell anemia）是一种常染色体隐性遗传病，是世界上最早发现的分子病，近年来为世界范围内最严重的血红蛋白病。该病是因血红蛋白 β 链基因发生单一碱基突变，正常 β 基因的第 6 个密码子为 GAG，翻译为谷氨酸，突变后变为 GTG，翻译为缬氨酸。这种氨基酸的替代导致红细胞呈镰刀状改变，即镰变（图 5-27）。镰变红细胞僵硬，变形性差，在微循环中易遭破坏而发生溶血。镰变红细胞也使血液黏滞性增加，血流缓慢，可引起毛细血管堵塞，形成血栓，出现肌肉骨骼等一过性剧痛、急性大面积组织损伤等。

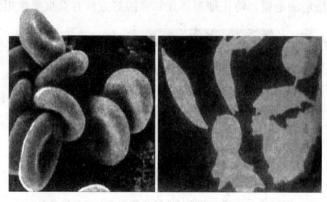

图 5-27　正常红细胞（左）与镰状红细胞（右）的对比

知识链接

血红蛋白与血红蛋白病

血红蛋白是红细胞的主要成分，是血液中红细胞携带、运输氧和二氧化碳的载体。血红蛋白是一种结合蛋白，由珠蛋白和血红素构成。人体血红蛋白分子是由两对单体聚合而成的四聚体，其中一对由两条类 α 珠蛋白链（α 链和 ξ 链）各结合一个血红素组成，另一对由两条类 β 珠蛋白链（ε、β、γ 或 δ 链）各结合一个血红素组成。不同类型的血红蛋白珠蛋白结构略有不同，但血红素均相同。在人体发育的不同阶段，各种血红蛋白有规律地出现和衰减。从胚胎到成人，有六种血红蛋白类型：胚胎期为 Hb Gower 1（$\xi2\varepsilon2$）、Hb Gower 2（$\alpha2\varepsilon2$）、Hb Portland（$\xi2\gamma2$）；胎儿期主要是 HbF（$\alpha2\gamma2$）；成人期主要是 HbA（$\alpha2\beta2$）、HbA_2（$\alpha2\delta2$）。正常成人 HbA 约占血红蛋白总量的 98%，HbA_2 约占 2%，此外还有微量的 HbF。

血红蛋白病是珠蛋白分子结构异常或合成量异常引起的疾病，可分为异常血红蛋白病和地中海贫血。世界卫生组织已将血红蛋白病列为严重危害人类健康的常见病之一。据估计，全球约有 1.5 亿人携带血红蛋白病基因，在我国异常血红蛋白病以云南、贵州、广西、新疆等地发病率较高，地中海贫血多发于华南及西南地区。

八、地中海贫血

地中海贫血（thalassemia）又称海洋性贫血，是一组遗传性溶血性贫血。本组疾病是由于某种珠蛋白基因突变或缺失，使得相应珠蛋白链合成障碍，导致类 α 链和类 β 链合成不平衡，相对"过剩"的珠蛋白链聚集影响了血红蛋白（hemoglobin，Hb）正常的携氧能力，同时，这些珠蛋白链沉积在红细胞膜上，降低了细胞膜的变形力，增加了细胞膜的脆性。当这样的红细胞通过毛细血管时，容易被挤压而破裂，引起溶血性贫血。地中海贫血分为 α 地中海贫血和 β 地中海贫血两大类。

1. α 地中海贫血

α 地中海贫血（α-thalassemia，简称 α 地贫）形成的原因大多数是由于 α 珠蛋白基因的缺失导致，少数由于基因的点突变造成。人类 α 珠蛋白基因簇定位于 16Pter-p13.3，每条染色体有 2 个 α 珠蛋白基因，一对染色体共有 4 个 α 珠蛋白基因。对一条 16 号染色体而言，若仅有一个 α 珠蛋白基因缺失或突变，以-α 表示，2 个 α 珠蛋白基因均缺失或突变，以-- 表示。α 珠蛋白基因不同程度的缺失或异常，可形成不同类型的 α 地中海贫血。

（1）静止型 α 地中海贫血　受累者的 4 个 α 基因中只有 1 个丧失功能（-α/αα），在病理和生理上的改变非常轻微，临床上可无症状。

（2）轻型 α 地中海贫血　患者有 2 个 α 基因丧失功能（--/αα 或-α/-α），能合成相当数量的 α 链，临床上无症状或轻度溶血性贫血。

（3）Hb H 病　患者有 3 个 α 基因丧失功能（--/-α），仅能合成少量的 α 链，β 链相对过剩，形成四聚体 Hb H（β4）。Hb H 对氧的亲和力较高，但不稳定，容易在红细胞内变性、解聚，沉积于红细胞膜上，使红细胞膜僵硬。临床上表现为中度溶血性贫血。

（4）Hb Bart's 胎儿水肿综合征　胎儿 4 个 α 基因全部丧失功能（--/--），完全不能合成 α 链，正常表达的 γ 链自身形成四聚体（γ4），称为 Hb Bart's。这种四聚体对氧的亲和力极高，在氧分压低的组织中不易释放氧，造成组织严重缺氧，引起胎儿水肿综合征，使胎儿于宫内死亡或出生不久死亡。

2. β 地中海贫血

β 地中海贫血（β-thalassemia，简称 β 地贫）发生的原因主要是由于 β 珠蛋白基因的点突变，少数由于基因的缺失。人类 β 珠蛋白基因簇定位于 11p15.5，每条 11 号染色体上只有一个 β 基因。如果 β 基因缺失或异常，导致 β 链的合成完全受到抑制，称为 β^0 地贫；某些点突变致使 β 链的合成部分受到抑制，称为 β^+ 地贫。根据临床表现的严重程度，β 地中海贫血可分为重型、中间型、轻型。

（1）轻型 β 地中海贫血　患者是 β^0/β^A 或 β^+/β^A 等杂合子，因都带有一个正常的 β 基因 β^A，所以能合成相当量的 β 链，临床上表现为轻度贫血，甚至可代偿性无症状。

（2）重型 β 地中海贫血　患者是 β^0/β^0 或 β^+/β^+ 等纯合子或双重杂合子 β^0/β^+，因 β 链的合成受到完全或几乎完全的抑制，含有 β 链的 HbA 合成很少或缺失，过量的 α 链与 γ 链结合形成 HbF（α2γ2），使 HbF 明显增加。由于 HbF 的氧亲和力高，造成患者组织缺氧。

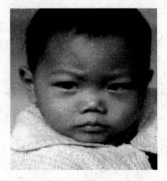

图 5-28　地中海贫血面容

过剩的 α 链沉积于红细胞膜上，改变膜的性能，引发严重的溶血反应。患儿出生后几个月就可出现严重的进行性溶血性贫血、肝脾肿大等，并可出现特殊的"地中海贫血面容"（图5-28），表现为头大、颧骨突出、塌鼻梁、眼距宽、眼睑浮肿等，需靠输血来延续生命。

（3）中间型 β 地中海贫血 患者是 β 地贫变异型的纯合子，如 β^+（高 F）/β^+（高 F），或两种不同变异型的双重杂合子，如 $\beta^+/\delta\beta^+$。临床上患者症状多于幼童期出现，中度贫血，轻度或中度脾肿大，病症程度介于重型和轻型之间。

● 遗传咨询：

【病例1】一对夫妇的血型分别是 AB 型和 O 型，婚后生育了一个 A 型血的女儿和一个 B 型血的儿子。夫妇俩前来咨询，他们想知道子女的血型为什么和自己的不一样。

分析：人类 ABO 血型由一组复等位基因 I^A、I^B 和 i 控制，其中 A 血型的基因型可为 I^AI^A 或 I^Ai，B 血型的基因型可为 I^BI^B 或 I^Bi，O 血型的基因型为 ii，AB 血型的基因型为 I^AI^B。当夫妇血型分别为 AB 型和 O 型时，其子女的血型可能是 A 型或 B 型，不可能是 AB 型或 O 型（图 5-29）。

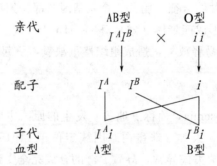

图 5-29　AB 血型和 O 血型婚配图解

【病例2】一对患先天性聋哑的夫妇，婚后生育了一个听力正常的孩子，高兴的同时前来咨询：为什么自己聋哑而孩子却正常呢？

分析：先天性聋哑为常染色体隐性遗传病，但具有高度的遗传异质性。该对夫妇之所以生育出听力正常的孩子，是因为夫妇俩的聋哑基因不在同一基因位点上。假设男性带有的两个聋哑基因为 aa，那么女性带有的两个聋哑基因则为 bb，所以婚配后可以生育出正常的孩子（图 5-30）。

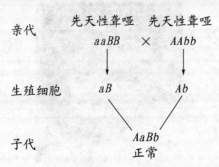

图 5-30　先天性聋哑的遗传异质性图解

目标检测

一、名词解释

1. 单基因病　2. 系谱　3. 常染色体显性遗传　4. 常染色体隐性遗传　5. X连锁显性遗传　6. X连锁隐性遗传　7. Y连锁遗传　8. 共显性遗传　9. 携带者　10. 复等位基因

二、单项选择

1. 先证者是指家系中（　　）。

　　A. 第一个患者　　　　　　　　　　　B. 第一个被确诊的患者

　　C. 唯一的患者　　　　　　　　　　　D. 第一个死者

2. 常染色体显性遗传病的特征是（　　）。

　　A. 男性发病率高于女性　　　　　　　B. 交叉遗传

　　C. 患者双亲中一方为患者　　　　　　D. 女性发病率高于男性

3. 下列哪一条不符合常染色体隐性遗传的特征（　　）。

　　A. 系谱中看不到连续遗传现象，常为散发

　　B. 致病基因的遗传与性别无关，男女发病机会均等

　　C. 患者的双亲往往是携带者

　　D. 近亲婚配与随机婚配所生子女的发病率相等

4. 符合X连锁遗传病遗传特点的是（　　）。

　　A. 女患者的致病基因一定是由父亲传来，将来一定传给女儿

　　B. 男患者的致病基因一定是由母亲传来，将来一定传给女儿

　　C. 女患者的致病基因一定是由父亲传来，将来一定传给儿子

　　D. 男患者的致病基因一定是由父亲传来，将来一定传给女儿

5. 符合X连锁显性遗传病系谱特点的是（　　）。

　　A. 男性患者多于女性患者

　　B. 男性患者的女儿都是患者，儿子全部正常

　　C. 双亲中无同种疾病患者

　　D. 不连续传递

6. 关于X连锁隐性遗传，下列哪一种说法是错误的（　　）。

　　A. 系谱中男性患者远多于女性患者

　　B. 双亲无病时，儿子可能有1/2的发病风险，女儿则不会发病

　　C. 双亲无病时，子女均不会患病

　　D. 女儿患病，父亲也一定是同种疾病患者

7. 一对肤色正常的夫妇，婚后生育了一个白化病患儿，试问如果他们再生一个，孩子肤色正常的可能性是（　　）。

　　A. 1/4　　　　　　　　　　　　　　B. 1/2

　　C. 3/4　　　　　　　　　　　　　　D. 0

8. 一个AB型血的孩子，其父母的血型组合可能是（　　）。

　　A. A型和A型　　　　　　　　　　　B. A型和O型

　　C. AB 型和 O 型　　　　　　　　　　　　D. A 型和 B 型

9. 妻子为抗维生素 D 性佝偻病（XD）患者，丈夫正常，他们所生子女的发病风险为
（　　　）。

　　A. 儿子发病风险为 1/2，女儿均正常　　　B. 儿子发病风险为 1/2，女儿均为患者
　　C. 儿子均为患者，女儿发病风险为 1/2　　D. 儿子、女儿发病风险各为 1/2

10. 一个男孩的父亲是红绿色盲患者，母亲色觉正常但是携带者，则该男孩患红绿色盲
的风险是（　　　）。

　　A. 1/4　　　　　　　　　　　　　　　　B. 3/4
　　C. 1/2　　　　　　　　　　　　　　　　D. 0

11. 不完全显性遗传指的是（　　　）。

　　A. 杂合子的表型介于显性纯合子和隐性纯合子的表型之间
　　B. 显性基因与隐性基因都表达
　　C. 显性基因的作用未表现
　　D. 显性基因的作用介于显性纯合和隐性纯合之间

12. 遗传性舞蹈病是一种延迟显性遗传病，一位男性的母亲（40 岁）患此病，现该男性
未发病，若他与一正常女性婚配，其婚后所生子女的发病风险是（　　　）。

　　A. 1/2　　　　　　　　　　　　　　　　B. 1/16
　　C. 1/8　　　　　　　　　　　　　　　　D.1/4

13. 在常染色体显性遗传病中，杂合体由于受到某些因素的影响不发病的现象称为（　　　）。

　　A. 共显性遗传　　　　　　　　　　　　　B. 不规则显性遗传
　　C. 延迟显性遗传　　　　　　　　　　　　D. 不完全显性遗传

14. 某常染色体显性遗传病杂合子较显性纯合子的病情轻，这是因为该遗传病是（　　　）。

　　A. 共显性遗传　　　　　　　　　　　　　B. 不完全显性遗传
　　C. 外显不全　　　　　　　　　　　　　　D. 隐性遗传

15. 符合常染色体隐性遗传系谱特点的是（　　　）。

　　A. 男性患者多于女性患者　　　　　　　　B. 患者的双亲之一为携带者
　　C. 男女患病的几率均等，无明显性别差异
　　D. 两个携带者婚配，子女发病风险为 1/2

16. 父母都是 AB 型血，子女中不可能的血型是（　　　）。

　　A. A 型　　　　　　　　　　　　　　　　B. AB 型
　　C. O 型　　　　　　　　　　　　　　　　D. B 型

17. 外显率是指（　　　）。

　　A. 一定基因型的个体形成相应表现型的百分率
　　B. 显性基因表达的百分率
　　C. 隐性基因表达的百分率
　　D. 显性基因和隐性基因表达的百分率

18. 人的有耳垂对无耳垂是显性，一个有耳垂纯合子的人与一个无耳垂的人婚配，预测
他们子女的耳垂情况（　　　）。

　　A. 都无耳垂　　　　　　　　　　　　　　B. 都有耳垂

　　C. 50%有耳垂　　　　　　　　　　　　D. 25%有耳垂

19. 常染色体上的基因，在不同性别的个体中表现型存在差异的现象称为（　　　）。

　　A. 遗传的异质性　　　　　　　　　　　B. 基因的多效性

　　C. 从性遗传　　　　　　　　　　　　　D. 限性遗传

20. 下列疾病中属于限性遗传的是（　　　）。

　　A. 遗传性舞蹈病　　　　　　　　　　　B. 外耳道多毛症

　　C. 子宫阴道积水　　　　　　　　　　　D. 遗传性早秃

三、简答题

1. 一女性表型正常，其父是甲型血友病患者，该女性与一个正常男性结婚，他们婚后所生男孩、女孩患甲型血友病的风险各是多少？

2. 一对表型正常的夫妇，婚后生了一个苯丙酮尿症的患儿，请分析原因。如果这对夫妇再次生育，孩子有无可能正常？概率是多少？

3. 一个表型正常的女性与一个患遗传性肾炎的男性结婚后，所生育的女儿均为遗传性肾炎患者，而儿子全正常；他们的女儿同正常男性婚配后所生子女各有一半患病。请写出该家族中患者的基因型，并说明该病的遗传方式。

第六章　多基因遗传与多基因遗传病

第一节　多基因遗传

一、质量性状和数量性状

单基因遗传的性状，由一对等位基因控制，其相对性状的差异明显，呈现出质的不同。在一个群体中，可以把变异的个体明显地区分为2～3个亚群，中间无过渡类型，即变异是不连续的，这样的性状称为质量性状（qualitative characters）。如体内酪氨酸酶正常的人，基因型为 AA 或 Aa，不白化而表现正常，体内酪氨酸酶缺乏的人，基因型为 aa，表现白化，依这种性状的变异作图，可见两个峰。基因型不同的人对苯硫脲的尝味能力不同，当一个人的基因型为显性纯合子 TT 时，能尝出浓度为 1/3000000～1/750000 的苯硫脲溶液的苦味，基因型为杂合子 Tt 的人，能尝出浓度为 1/400000～1/50000 的苯硫脲溶液的苦味，基因型为隐性纯合子 aa 的人，只能尝出浓度大于 1/24000 的苯硫脲溶液的苦味，依这种性状的变异作图，可见三个峰（图6-1）。

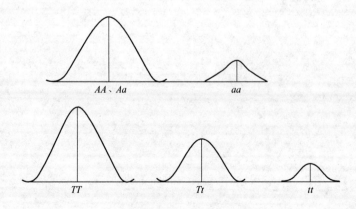

图 6-1　质量性状变异分布图

生物界还存在一类性状，由多对等位基因控制，其不同变异个体间的差异只是量的区别，不是质的不同。在一个群体中，性状的变异分布为正态分布，呈现连续性，这样的性状称为数量性状（quantitative characters）。如正常人的身高，在一个随机群体中是由低到高逐渐过渡的，大部分个体的身高接近平均值，即中等身高，很高和很矮的个体占极少数。将群体中身高的变异绘图，只有一个峰（图 6-2）。

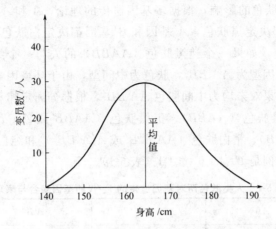

图 6-2　正常人群身高的变异分布图

二、数量性状的多基因遗传基础

1908 年，瑞典学者尼尔逊•埃尔提出了多基因假说，对数量性状的遗传进行了解释。多基因假说的要点是：①数量性状是许多对彼此独立的基因共同作用的结果；②这些基因的遗传方式服从孟德尔的遗传规律；③各个基因对于性状的效应都很微小，称为微效基因（minor gene），各基因的效应大致相等；④控制数量性状的等位基因间一般没有明显的显隐性关系，呈共显性；⑤控制同一数量性状的微效基因的作用一般是累加性的，称为累加效应（additive effect）；⑥各个基因对外界环境敏感，所以数量性状的表现易受环境因素的影响而发生变化。

这一假说在实践中已经得到大量数据的证实，并随着科学的发展而不断完善。近来的研究发现，有些数量性状受到少数几对主基因的支配，同时受到一些微效基因的修饰；在多基因系统中，除了加性效应外，还存在着等位基因间的显性效应和非等位基因间的上位效应。

三、多基因遗传的特点

人类的许多性状都不是单一基因作用的结果，而是不同座位的多个基因共同决定，并受环境因素的影响，其遗传方式称为多基因遗传（polygenic inheritance）。除身高外，人类的肤色、体重、血压、智力、寿命等性状都属于多基因遗传的性状，其遗传特点不同于单基因遗传。

知识链接

人的寿命有多长

随着经济的发展和医疗水平的提高，人类的平均寿命在不断延长。那么人的自然寿命到底是多长呢？科学家们从不同的角度探索着答案。第一种观点认为，一般自然寿命为生长期的 5～7 倍。按这个规律去计算，人的生长期为 20～25 年，其自然寿命则应为 100～175 岁。第二种观点认为，体外培养细胞的分裂次数和周期相乘即为生物个体的自然寿命。实验发现人的细胞传代次数为 50 代左右，分裂的周期大约是 2.4 年，照此计算，人的寿命应为 120

岁。还有一种观点，是根据哺乳动物的性成熟期推算寿命，最高寿命相当于性成熟期的 8～10 倍，而人类的性成熟期是 13～15 岁，据此推测，人类的自然寿命应该是 110～150 岁。

通过人类肤色的遗传可以了解多基因遗传的特点。假如仅考虑两对非连锁的等位基因 A、A' 和 B、B' 对人类肤色的影响，根据多基因遗传的理论，A 和 A'、B 和 B' 为共显性关系，A 基因和 B 基因都决定黑肤色，A' 基因和 B' 基因都决定白肤色，A、B 两基因和 A'、B' 两基因各有累加效应。如果一个纯黑肤色（$AABB$）的人与一个纯白肤色（$A'A'B'B'$）的人婚配，其子女的基因型为 $AA'BB'$，肤色为中间型，由于环境因素的作用，这些子女的肤色会有一些差异。如果双亲均为中间肤色 $AA'BB'$，根据分离定律和自由组合定律，他们的子女就可能出现纯黑肤色（$AABB$）、稍黑肤色（$AABB'$ 或 $AA'BB$）、中间肤色（$AA'BB'$、$AAB'B'$、$A'A'BB$）、稍白肤色（$AA'B'B'$ 或 $A'A'BB'$）和纯白肤色（$A'A'B'B'$）五种不同肤色类型，其比例是 1∶4∶6∶4∶1（表 6-1）。

表 6-1　人类肤色两对基因遗传的 F_2 代的基因组合与表现

配子	AB	AB'	$A'B$	$A'B'$
AB	$AABB$ 纯黑	$AABB'$ 微黑	$AA'BB$ 微黑	$AA'BB'$ 中黑
AB'	$AABB'$ 微黑	$AAB'B'$ 中黑	$AA'BB'$ 中黑	$AA'B'B'$ 微白
$A'B$	$AA'BB$ 微黑	$AA'BB'$ 中黑	$A'A'BB$ 中黑	$A'A'BB'$ 微白
$A'B'$	$AA'BB'$ 中黑	$AA'B'B'$ 微白	$A'A'BB'$ 微白	$A'A'B'B'$ 纯白

也就是说，假如肤色受两对等位基因控制，两个杂合的中间肤色（$AA'BB'$）的人婚配，子代将会出现 5 种不同的肤色类型，其中，纯黑肤色和纯白肤色为极端型，各占 1/16；微黑肤色、中间肤色和微白肤色为中间型，共占 14/16。如果是三对基因决定肤色，双亲为中间类型，子女中会有七种肤色等级，其比例是 1∶6∶15∶20∶15∶6∶1，其中，纯黑肤色和纯白肤色各占 1/64。可见，如果决定某一数量性状的基因对数越多，极端类型所占比例越小，中间类型所占比例越大，变异呈正态分布曲线。

人的肤色除受遗传因素的影响外，还受营养、阳光、温度等多种环境因素的影响，所以假定两个人的遗传基础相同，由于环境的不同，肤色也会有一定的差异。

由此，多基因遗传的特点可归纳为：①两个极端类型的个体（纯种）杂交，子代都是中间类型，但由于环境因素的影响，子代群体表型也有一定程度的差异；②两个中间类型的个体杂交，子代大多数为中间类型，但变异范围要更加广泛，并可产生少量极端类型的个体，这是由于多对基因除受环境因素的影响外，还要遵循孟德尔遗传定律；③在一个随机杂交的群体中，子代变异的范围更加广泛，但大多数个体仍然是中间类型，极少数是极端类型，子代的变异呈连续性分布，这是因为多基因的遗传基础和环境因素的共同影响导致的。

在数量性状的遗传过程中存在着"平均值的回归"现象，这种现象是 1926 年英国科学家 Calton 发现的。他测量了 204 对双亲和他们的 928 个成年子女的身高，发现如果双亲身高平均值高于群体平均值，子女身高平均值就低于其双亲平均值，接近群体身高平均值；如果双亲身高平均值低于群体平均值，则子女身高高于其双亲平均值，接近群体身高平均值。也就是说，数量性状在遗传过程中，子代将向人群的平均值靠拢。

第二节　多基因遗传病

受多基因遗传因素和环境因素双重影响的疾病称为多基因遗传病（polygenic disease）。人类的高血压、糖尿病、精神分裂症、哮喘等疾病及唇裂等先天畸形都属于多基因遗传病。多基因遗传病具有如下特点：表现出家族聚集倾向；发病率存在着种族和民族的差异；群体发病率大多高于1‰，患者一级亲属的发病率一般为1%～10%，不符合经典的孟德尔遗传定律；近亲结婚时，子女发病的风险也会增高，但不及常染色体隐性遗传那样显著。

一、易患性与阈值

在多基因遗传病中，遗传基础和环境因素的共同作用，决定一个个体患某种遗传病的可能性，称为易患性（liability）。其中遗传基础决定的患病风险称为易感性（susceptibility）。一定的环境条件下，易感性的高低标志着易患性的高低。易患性是一种数量性状，在一般群体中，易患性变异呈现连续性，呈正态分布，大多数个体的易患性接近平均值，易患性很高和很低的个体都很少。当一个个体的易患性高到一定的限度时就要患病，这个使个体患病的最低易患性限度称为阈值（threshold）。阈值将一个易患性变异连续分布的群体划分为两部分，一部分为正常人，一部分为患者。在一定的环境条件下，阈值代表个体发病所需的最低限度的致病基因数量。

一个个体的易患性高低目前尚无法测量，但一个群体的易患性平均值却可以从该群体的发病率作出估计，通常用正态分布的标准差作单位进行衡量。

在正态分布曲线中以平均值为 μ，在±一个标准差（σ）范围内的面积占曲线内总面积的 68.28%，±一个标准差以外的面积占 31.72%，两边各占 15.86%；在±两个标准差范围内的面积占曲线内总面积的 95.46%，以外的面积占 4.54%，两边各占 2.27%；在±三个标准差范围内的面积占曲线内总面积的 99.74%，以外的面积占 0.26%，两边各占 0.13%（图 6-3）。

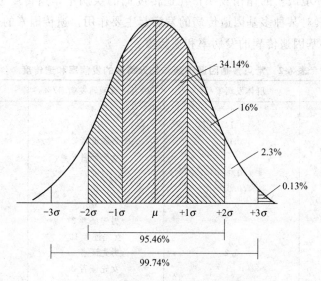

图 6-3　正态分布曲线中标准差的界限

如果把易患性变异正态分布曲线下的总面积看作 1（即 100%），它代表人群中的总人数，超过阈值的那部分面积就代表患者所占的百分数，即群体发病率。对于某种多基因病，可以通过群体发病率的高低推算出发病阈值与易患性平均值之间的距离，以此确定群体易患性平均值的高低。例如某多基因遗传病在一个群体中的发病率是 2.3%，则该群体的易患性平均值与阈值相距 2 个标准差；如果群体中某病的发病率为 0.13%，则群体易患性平均值与阈值相距 3 个标准差（图 6-4）。可见群体发病率越高，该病的发病阈值与易患性平均值距离越近，群体易患性平均值越高而阈值越低；反之，群体发病率越低，发病阈值与易患性平均值距离越远，则群体易患性平均值越低而阈值越高。

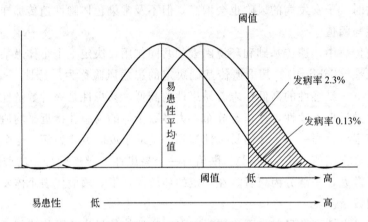

图 6-4　群体易患性平均值、阈值与发病率的关系

二、遗传度

多基因遗传病受遗传因素和环境因素的共同影响，其中遗传因素所起作用的大小称为遗传度或遗传率（heritability），一般用百分率（%）表示。即：

$$遗传度（\%）＝遗传因素/（遗传因素＋环境因素）×100\%$$

在遗传度高的疾病中，遗传度可达 70%～80%，表明遗传因素对某种多基因遗传病的发病起重要作用，环境因素的作用较小；在遗传度低的疾病中，遗传度可达 30%～40% 或更低，表明环境因素对某种多基因遗传病的发病起主要作用，遗传因素的作用是次要的。表6-2 是一些常见的多基因遗传病的发病率和遗传度。

表 6-2　常见多基因遗传病和先天畸形的发病率和遗传度

疾病名称	群体发病率/%	患者一级亲属发病率/%	遗传度/%
哮喘	4	20	80
精神分裂症	1	10	80
先天性巨结肠	0.02	男先证者 2 女先证者 8	80
唇裂±腭裂	0.17	4	76
腭裂	0.04	2	76
青少年型糖尿病	0.2	2～5	75
先天性幽门狭窄	0.3	男先证者 2 女先证者 10	75
强直性脊椎炎	0.2	男先证者 7 女先证者 2	70
先天性髋关节脱位	0.07	4	70
先天性畸形足	0.1	3	68
冠心病	2.5	7	65

疾病名称	群体发病率/%	患者一级亲属发病率/%	遗传度/%
原发性高血压	4~8	20~30	62
无脑畸形	0.2	2	60
脊柱裂	0.3	4	60
原发性癫痫	0.36	3~9	55
消化性溃疡	4	8	37

三、多基因遗传病发病风险的估计

相对于单基因病来说，多基因病的发病率大多较高，很多常见病、多发病都有多基因遗传基础。多基因遗传病的发病机理比较复杂，在分析其发病风险时，要综合考虑下列五种关系。

1. 群体发病率和遗传度与患者一级亲属发病风险的关系

当多基因遗传病的群体发病率为 0.1%~1%，遗传度为 70%~80% 时，患者一级亲属的发病率近似于群体发病率的平方根，即可以用 Edwards 公式 $f=\sqrt{p}$ 求得，其中 f 代表患者一级亲属的发病率，p 代表一般群体发病率。如在我国人群中，唇裂伴腭裂的群体发病率为 0.17%，遗传度为 76%，则患者一级亲属的发病率约为 4%。

当遗传度高于 80% 时，患者一级亲属的发病风险高于群体发病率的平方根；当遗传度低于 70% 时，患者一级亲属的发病风险低于群体发病率的平方根。在遗传度相同的情况下，群体发病率不同，患者一级亲属的发病风险也不同。根据群体发病率、遗传度和患者一级亲属发病率的关系图（图 6-5），可以对患者一级亲属的发病率进行估计。如哮喘的群体发病率为 4%，遗传度为 80%，在图中的横轴上找到 4.0，在此点上作垂线与纵轴平行，垂线与图上遗传度 80% 的斜线相交，过交点作横轴的平行线，交纵轴于点 20，则哮喘患者一级亲属的发病率为 20%。

2. 亲属级别与发病风险的关系

患者亲属的发病率高于群体发病率，随着亲属级别的降低，多基因病的再发风险也迅速降低，向群体发病率靠拢。这是由于患者一级亲属的易患性平均值位于患者的易患性平均值与群体易患性平均值之间，二级亲属易患性平均值位于一级亲属与群体易患性平均值之间，三级亲属的易患性平均值位于二级亲属与群体易患性平均值之间。因此，三级亲属的发病风险低于二级亲属，二级亲属低于一级亲属。如唇裂患者一级亲属发病率为 4%，二级亲属发病率为 0.7%，三级亲属发病率为 0.3%。

3. 家庭中患病人数与发病风险的关系

一个家庭中患病人数越多，该病的再发风险越大。如唇裂，群体发病率为 0.17%，一对表型正常的夫妇如果已生一个唇裂患儿，再次生育唇裂患儿的风险为 4%；如果他们已生有两个唇裂患儿，再次生育唇裂患儿的风险将提高到 10%。一对夫妇生育的患儿越多，说明他们带有的致病基因也越多，虽然两人均未发病，但其易患性已接近阈值，由于基因的累加效应，后代发病的风险会提高。

4. 患者病情严重程度与发病风险的关系

微效基因的累加效应也可以表现在病情的严重程度上。病情越严重的患者，意味着带有更多的致病基因，其父母也必定携带更多的致病基因，易患性更接近阈值。所以，再次生育

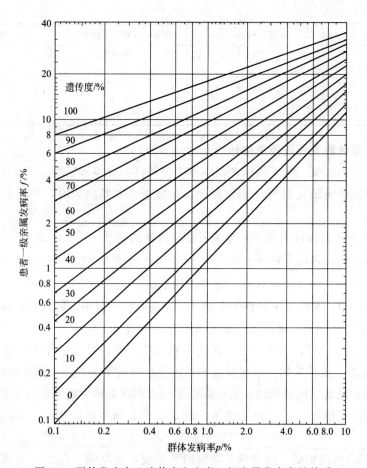

图 6-5　群体发病率、遗传度和患者一级亲属发病率的关系

时，出现患儿的风险会相应提高。如只有一侧唇裂的患者，其同胞的发病风险为 2.46%；一侧唇裂并腭裂的患者，其同胞的发病风险为 4.21%；双侧唇裂并腭裂的患者，其同胞的发病风险可达 5.74%。

5. 性别差异与发病风险的关系

多基因遗传病的群体发病率如果表现出性别的差异，群体发病率低的性别，患者一级亲属的发病风险相对较高；相反群体发病率高的性别，患者一级亲属的发病风险相对较低。如先天性幽门狭窄的群体发病率男性为 0.5%，女性为 0.1%，该病男性患者的儿子发病率是 5.5%，女儿发病率是 2.4%；而女性患者的儿子发病率可高达 19.4%，女儿发病率也达 7.3%。究其原因，是因为在这种情况下，两种性别的发病阈值不同，发病率低的性别必须携带更多的致病基因才能达到阈值而发病。如果已经发病，表明其一定携带较多的致病基因，其后代的发病风险会相应提高。

四、几种多基因遗传病

1. 原发性高血压

原发性高血压（primary hypertension）也叫高血压病，是我国常见血管病之一，约占高血压的 90%。按照国际卫生组织的标准，成人高血压指：收缩压＞140mmHg，舒张压＞90mmHg。原发性高血压的发病率有民族和种族的差异，患者中 40%～60% 有家族史。患者的主要临床表现为动脉血压增高。起病方式和病程因人而异，常见的早期症状有头晕、头痛、失眠、紧张、烦躁、心悸、容易疲乏等，后期症状的出现取决于受累器官的部位和病变情况，目前群体发病率呈上升趋势。

原发性高血压由多种原因引起，已知的相关基因有血管紧张素原基因、血管紧张素受体基因、胰岛素受体基因、低密度脂蛋白基因、糖原合成酶基因等数十种基因。对于易感性较高的人来说，高盐、肥胖、高脂血症等因素可诱发高血压病发生。此外，年龄、职业等也对高血压的发生有一定的影响。

2. 糖尿病

糖尿病（diabetes mellitus）是一种与遗传因素有关的，胰岛素绝对或相对分泌不足引起的复杂性疾病。其特征为血糖升高、糖尿、糖耐量降低和胰岛素释放反应异常。临床上患者多食、多饮，随病程进展可出现心血管、肾、眼及周围神经等病变。糖尿病主要有 1 型糖尿病、2 型糖尿病两种类型。1 型糖尿病为自身免疫性疾病，患者由于 HLA-Ⅱ 类基因在胰岛 β 细胞膜上异常表达，使得 β 细胞成为抗原递呈细胞，在环境因素作用下，免疫反应被激活，产生自身抗体，导致胰岛细胞炎症，胰岛素分泌不足，需依赖外源性胰岛素补充以维持生命，多发生于青少年。2 型糖尿病患者体内胰岛素分泌缺陷，或终末器官对胰岛素产生抗性，降低了对胰岛素的敏感性，导致胰岛素作用效果不足，多在 35～40 岁之后发病，占糖尿病患者的 90% 以上。2 型糖尿病是异质性很强的多基因遗传病，明显地受到遗传因素和环境因素的双重影响。影响 2 型糖尿病发生的环境因素有热量摄取太多、活动量下降、肥胖、吸烟以及心理压力过大等。

知识链接

细菌与 1 型糖尿病

非肥胖型糖尿病（non-obese diabetic，NOD）小鼠能自然发生 1 型糖尿病，是目前研究 1 型糖尿病的主要动物模型。在自然喂养条件下，NOD 小鼠的发病率各有不同，这与它们所处的环境有关。最新的研究发现，当 NOD 小鼠被饲养在无菌环境中时，它们患上了严重的糖尿病；而当它们暴露于人类肠道常见的无害细菌时，它们形成糖尿病的概率明显要低得多。这表明有些种类的细菌可能有助于预防 1 型糖尿病。

治疗糖尿病，可采取运动、饮食控制、药物治疗等措施。适量的体育锻炼可以降低体重，提高胰岛素敏感性，即单位量的胰岛素可以降低更多的血糖。

3. 支气管哮喘

支气管哮喘（bronchial asthma）是一种以气道炎症、气道高反应性和可逆性气道阻塞为特征的呼吸系统疾病，发病率为 1%～4%。根据病因、产生机制和防治的不同，支气管哮喘可分为吸入型、感染型、运动型、药物型和混合型，前两种较多见。吸入型常于幼年发病，主要由于吸入外界花粉、尘埃、霉菌等致敏原而引起；感染型常于成年发病，主要是反复的呼吸道感染而致；吸入型和感染型哮喘在发病过程中可相互影响而混合存在。

支气管哮喘通常是发作性的，可持续数小时或数日。在发作前常有咳嗽、胸闷等先兆症状，发作时呈现气急、哮鸣、呼气性呼吸困难等，可自行缓解或经治疗缓解。患者的支气管病理改变表现为支气管平滑肌痉挛、黏膜水肿及炎细胞浸润，管壁腺体过度分泌入管腔形成黏液栓，引起支气管阻塞。

哮喘是一种复杂的多基因病，有家族聚集性，患者中 54.8% ～57.9% 有家族史。研究表明 5 号、6 号、11 号、12 号、14 号、19 号等多个染色体上的基因与哮喘相关，变态反应、气道慢性炎症、气道高反应性、气道神经调节失常、呼吸道感染等均与哮喘的发病相关。

哮喘的治疗应采取综合手段，避免患者接触过敏原及其他哮喘触发因素，进行对症的药物治疗、特异性免疫治疗等。

4. 消化性溃疡

消化性溃疡（peptic ulcer）又称胃十二指肠溃疡，是指胃及十二指肠部位发生的急性或慢性溃疡。临床表现为空腹时上腹部不适，进食、服碱性药物后缓解。溃疡发作期的典型症状为上腹部疼痛，疼痛性质不典型，多呈钝痛、灼痛，并可伴有返酸、恶心及呕吐等表现，也可有体重减轻、乏力和便秘等症状。疼痛常因精神刺激、过度疲劳、饮食不慎、药物影响、气候变化等因素诱发或加重；也可因休息、进食、服制酸药、以手按压疼痛部位等而减轻或缓解。溃疡常反复发作，有季节性和周期性。

调查发现患者同胞的发病率较一般人群高 2～25 倍，且溃疡发生的部位多相同；消化性溃疡的发生与 ABO 血型相关，O 型血的人患十二指肠溃疡的风险比其他三种血型高 35%；单卵双生子的发病一致率比双卵双生子高。这些证据表明遗传因素在消化性溃疡的发生中起着重要作用。此外细菌感染、胃液分泌过多、中枢神经功能紊乱、胃黏膜抵抗力降低及内分泌功能失调等也与消化性溃疡的发生相关。

治疗消化性溃疡在食物方面应适当限制饮食，少食多餐，避免刺激性食物；在药物方面主要用制酸药、镇静药、抗菌药等；严重者可进行手术治疗。

遗传咨询：

【病例】一对夫妇表型正常，生了一个女儿，一个儿子。儿子患精神分裂症，女儿正常，担心后代患此病，前来进行遗传咨询。

分析：研究已经证实，精神分裂症属于多基因遗传病，群体发病率为 1%，遗传度约为 80%，患者一级亲属的发病风险可以用 Edwards 公式计算。这对夫妇的儿子患病，他与自己的子女是一级亲属的关系，因此，这对夫妇的患者儿子所生子女也患精神分裂症的风险为群体发病率的平方根，即 10%。这对夫妇的女儿所生的子女，与患者是二级亲属的关系，他们的发病风险介于 1%～10% 之间，即低于患者一级亲属的发病率，高于群体发病率。

目 标 检 测

一、名词解释

1. 质量性状　2. 数量性状　3. 多基因遗传病　4. 易患性　5. 阈值　6. 遗传度

二、单项选择

1. 如果某种遗传性状的变异在群体中的分布只有一个峰，这种性状称为（　　）。

　　A. 显性性状　　　　B. 隐性性状　　　C. 数量性状　　　D. 质量性状

2. 在多基因遗传中，两个中间类型的个体杂交所产生的子代（　　）。

A. 均为极端的个体

B. 均为中间的个体

C. 多数为极端的个体，少数为中间的个体

D. 多数为中间的个体，少数为极端的个体

3. 多基因遗传病的群体易患性平均值与阈值距离越远，则（　　）。

A. 群体易患性平均值越高，群体发病率越低

B. 群体易患性平均值越高，群体发病率越高

C. 群体易患性平均值越低，群体发病率越高

D. 群体易患性平均值越低，群体发病率越低

4. 多基因遗传病的遗传度为30%～40%或更低，说明该病的发生（　　）。

A. 完全是遗传因素的作用

B. 完全是环境因素的作用

C. 环境因素的作用较大，遗传因素作用较小

D. 遗传因素的作用较大，环境因素作用较小

5. 利用Edwards公式估算患者一级亲属的发病风险的条件是（　　）。

A. 群体发病率0.1%～1%，遗传度为70%～80%

B. 群体发病率70%～80%，遗传度为0.1%～1%

C. 群体发病率1%～10%，遗传度为70%～80%

D. 群体发病率70%～80%，遗传度为1%～10%

6. 在多基因遗传中，两个极端变异的个体（纯种）杂交，子一代都是中间型，但也存在一定的变异范围，这些变异的产生是由于（　　）。

A. 多对基因自由组合的作用　　　　B. 遗传基础的作用

C. 环境因素的作用　　　　　　　　D. 多对基因分离的作用

7. 易患性正态分布曲线中，代表发病率的面积是（　　）。

A. 平均值左侧的面积　　　　　　　B. 平均值右侧的面积

C. 阈值与平均值之间的面积　　　　D. 阈值右侧的面积

8. 有些多基因遗传病的群体发病率有性别差异，发病率低的性别（　　）。

A. 患者子女的再发风险与一般群体相同

B. 患者子女的再发风险相对较低

C. 患者子女的再发风险相对较高

D. 患者子女的再发风险与发病率高的性别患者子女的再发风险相同

9. 在一定条件下，阈值标志着个体患多基因遗传病所需的（　　）。

A. 最低的致病基因数量　　　　　　B. 最高的致病基因数量

C. 最低的群体发病率　　　　　　　D. 最高的群体发病率

10. 下列哪种病是多基因遗传病（　　）。

A. 支气管哮喘　　B. 白化病　　　C. 短指症　　　D. 软骨发育不全

11. 患某种多基因病的人数多的家庭，相对于患病人数少的家庭，再发风险（　　）。

A. 低　　　　　B. 高　　　　　C. 不变　　　　D. 相似

12. 多基因遗传病病情严重的患者，相对于病情轻的患者，同胞的再发风险将（　　）。

A. 低　　　　　　　B. 高　　　　　　　C. 相同　　　　　　　D. 等于零

三、简答题

1. 比较质量性状与数量性状的区别。

2. 多基因遗传的特点是什么?

3. 多基因遗传病有哪些特点?

4. 估计多基因遗传病再发风险时应考虑哪些关系?

第七章　人类染色体与染色体病

学习目标：
1. 掌握染色体的形态结构、类型。
2. 掌握核型的描述方法、染色体畸变的类型。
3. 熟悉 X 染色质、Y 染色质。
4. 了解常见染色体病的核型、发病机制、临床表现。
5. 了解显带染色体、两性畸形。

染色体（chromosome）是遗传物质的载体，其化学成分主要是 DNA、组蛋白、非组蛋白和 RNA，易被碱性染料染成深色，所以叫染色体。对染色体的研究早在 19 世纪就开始了，但直到 1956 年，美籍华裔遗传学家蒋有兴（1919－2001）和 Levan 才首次发现人的体细胞的染色体数目为 46 条。随着外周血染色体制片技术的建立，一些学者发现人类某些疾病与染色体异常有关，从而开辟了染色体病的研究领域。

第一节　人类染色体

人类体细胞具有 46 条染色体，其中 44 条为常染色体，另两条与性别分化有关，为性染色体。性染色体在女性为 XX，在男性为 XY。生殖细胞中卵细胞和精子各有 23 条染色体，分别含 22 条常染色体和一条性染色体。

一、人类染色体的形态结构与类型

（一）形态结构

在细胞周期中，通常只在有丝分裂中期可以清楚地看到具有典型结构的染色体。此时每一条染色体都由两条染色单体构成，它们各含一条 DNA 双螺旋链。两条染色单体仅在着丝粒处互相连接，该处浅染并内缢，称为主缢痕（primary constriction）。着丝粒是纺锤丝的附着点，在细胞分裂过程中染色体在纺锤丝的牵引下运动。着丝粒将染色体沿纵轴分为长臂（q）和短臂（p）两部分。

有些染色体在主缢痕以外的区域也能见到浅染内缢的节段，称为次缢痕（secondary constriction）。有些染色体短臂的末端有球状结构，称为随体（satelite）。染色体借次缢痕与随体相连，带有随体的次缢痕为 rRNA 基因所在之处，称为核仁组织区，转录的 rRNA 是核仁的主要成分。染色体的长臂和短臂末端部位称为端粒（telomere）。端粒长度的缩短与细胞衰老和肿瘤发生有关。

（二）类型

根据着丝粒在染色体上位置的不同，将人类染色体分为三种类型：着丝粒位于染色体纵轴的 1/2～5/8 处，称为中央着丝粒染色体（metacentric chromosome）；着丝粒位于染色体纵轴的 5/8～7/8 处，称为亚中着丝粒染色体（submetacentric chromosome）；着丝粒位于染色体纵轴的 7/8 至末端，称为近端着丝粒染色体（acrocentric chromosome）（图 7-1）。

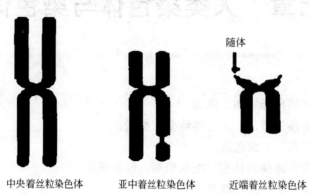

中央着丝粒染色体　　　　亚中着丝粒染色体　　　　近端着丝粒染色体

图 7-1　人类染色体的类型

二、人类染色体核型

（一）非显带染色体核型

1960 年，在美国丹佛召开了第一届国际细胞遗传学会议，讨论并确立了世界通用的细胞内染色体组成的描述体系——Denver 体制。根据 Denver 体制，一个体细胞内的全部染色体按其大小、着丝粒位置的不同分组编号排列起来构成的图形称为核型（karyotype）（图 7-2）。人类体细胞内的 23 对染色体从大到小依次编号，并分为七组，各组的基本特征如下：

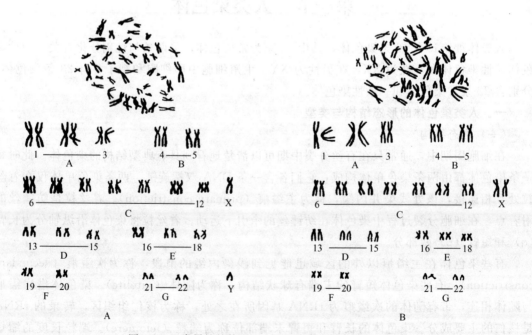

图 7-2　正常男性的核型（A）和正常女性的核型（B）

A 组　包括 1～3 号 3 对染色体，为各组染色体中最大的一组，其中 1 号染色体最大，2 号染色体次之，3 号染色体略小。1 号染色体与 3 号染色体均为中央着丝粒染色体，3 号染色体比 1 号染色体约短 20％，2 号染色体为亚中着丝粒染色体。

B 组 包括 4～5 号 2 对染色体，较大，为亚中着丝粒染色体。

C 组 包括 6～12 号 7 对染色体和 X 染色体，均为中等大小的亚中着丝粒染色体。其中 9 号染色体长臂近侧常见次缢痕；X 染色体的大小介于 7 号与 8 号染色体之间，长短臂的差距较 7 号染色体小。

D 组 包括 13～15 号 3 对染色体，均为中等大小的近端着丝粒染色体，都有随体，各号染色体鉴别困难。

E 组 包括 16～18 号 3 对染色体，其中 16 号染色体为中央着丝粒染色体，17 号和 18 号染色体为亚中着丝粒染色体。

F 组 包括 19～20 号 2 对染色体，均为中央着丝粒染色体。

G 组 包括 21～22 号 2 对染色体和 Y 染色体，均为近端着丝粒染色体。21、22 号染色体短臂末端均有随体，Y 染色体无随体，比 21 和 22 号染色体大。

核型的描述包括两部分内容：第一部分是染色体总数；第二部分是性染色体的组成。两者之间用"，"分隔开。正常女性核型：46，XX；正常男性核型：46，XY。

非显带核型的染色体本身特征未能完全显示出来。因此，只能根据染色体的大小、着丝粒的位置粗略识别，如要精确识别每一号染色体，需采用显带技术。

（二）显带染色体

常规染色的染色体标本，由于染色体着色均匀，不能把各染色体本身的细微特征完全显现出来。20 世纪 60 年代后期发现，染色体经特殊处理并用特定染料染色后可显示明暗相间的带纹。这种显示明暗带纹的染色体标本被称为显带染色体（banding chromosome）。染色体显带技术不仅能使我们准确地识别常规染色所不易认清的个别染色体，而且对某些染色体结构改变的确认也有重要作用。

1. 染色体显带技术

（1）Q 带 1968 年，瑞典细胞化学家 Caspersson 等应用荧光染料氮芥喹吖因处理染色体后，在荧光显微镜下，发现各染色体沿其长轴可显示出一条条宽窄和亮度不同的横纹。应用这一显带技术，可将染色体显示出各自特异的带纹，称为 Q 带。Q 带清晰准确，但需用荧光显微镜观察，而且荧光持续时间有限，标本不能长期保存。

（2）G 带 染色体标本如先经过盐溶液、碱、热胰酶或蛋白酶、尿素及去垢剂等不同处理后，再用吉姆萨（Giemsa）染液染色，也能使染色体沿其纵轴显示深浅相间的带纹，称为 G 带。G 带带纹清晰，标本可长期保存且在光学显微镜下就能观察，是目前应用最广泛的一种显带技术。正常女性的 G 显带核型如下（图 7-3）。

（3）R 带 用热磷酸缓冲液处理染色体标本后，再用 Giemsa 染液染色，所显示的明暗带纹恰与 G 带相反，称 R 带。用这种方法染色后对测定染色体长度、观察末端区域结构改变非常有利，可用于研究染色体末端缺失或结构重排等。

（4）C 带 NaOH 预处理标本后再用 Giemsa 染色，可专门显示着丝粒及第 1、9、16 号染色体与 Y 染色体长臂的异染色质区的带型。

（5）T 带 加热处理标本后再用 Giemsa 染色，可专门显示染色体端粒的带型。

（6）N 带 用 $AgNO_3$ 处理标本，可使人类的 5 对近端着丝粒染色体显示核仁组织区的带型。

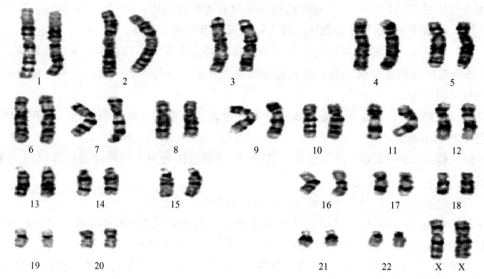

图 7-3　正常女性的 G 显带核型

染色体显带技术的应用，使常规染色分析发现不了的细微染色体畸变得以发现和证实。因此，显带技术对临床染色体病的诊断具有重要意义。

2. 显带染色体的识别

根据在巴黎召开的第 4 届国际人类细胞遗传学会议制定的显带染色体模式图（图 7-4），描述染色体中某一特定带时需书写 4 方面的内容：①染色体序号，1～22 号常染色体及 X 或 Y 性染色体；②染色体臂型，长臂 q 或短臂 p；③区号，染色体可以依据着丝粒、末端、稳定的带作为界标，"区"为位于染色体臂上两相邻界标之间的区域，从着丝粒部位向两臂远端依次编号；④带号，"带"是染色体上宽窄各异、明暗相间的横纹，每一区内的带从着丝粒侧向臂的远端依次编号。以上 4 项内容按顺序连写，不加标点。例如，2q21 表示 2 号染色体长臂 2 区 1 带，1p31 表示 1 号染色体短臂 3 区 1 带。作为特例，根据人类细胞遗传学命名的国际体制（ISCN）（1995）的规定，着丝粒定义为 p10、q10。随着染色体高分辨技术的发展，对染色体的分析已达到亚带和次亚带的水平。遵照 ISCN（1978，1981，1985）的规定，亚带书写在带号后面，以小数点相隔，编号原则也是从近侧向远侧依次编号；次亚带直接书写在亚带后，不加标点，如 1q42.1 再分为 3 个次亚带时，则分别写作 1q42.11、1q42.12 和 1q42.13。

三、性染色质

间期细胞核中性染色体的异染色质显示出的一种特殊结构，称为性染色质，人类性染色质包括 X 染色质和 Y 染色质两种。

（一）X 染色质

1949 年，巴氏（Barr）等人在雌猫的神经元细胞核中发现一种在雄猫中见不到的浓缩小体，紧贴在核膜内侧，大小约 $1\mu m$，称为性染色质（Barr 小体）。进一步研究证实人类体细胞中也有这种显示性别差异的结构。正常女性间期细胞核中有一个紧贴核膜内缘、大小约 $1\mu m$ 的椭圆形深染小体，而正常男性间期细胞核中没有这种小体。正常女性的每个体细胞有两条 X 染色体，男性有一条 X 染色体和一条 Y 染色体，按道理女性两个 X 染色体上基因产物应该为男性 X 染色体上基因产物的 2 倍，但事实上，女性 X 染色体上基因的产物和男

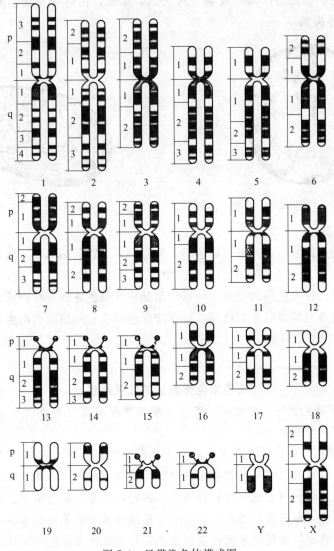

图 7-4　显带染色体模式图

性相比却基本一致，为什么会产生这种现象？1961 年，Mary Lyon 提出了 X 染色体失活假说，即赖昂（Lyon）假说，对此进行了解释。

（1）正常女性体细胞内仅有 1 条 X 染色体有活性，另一条 X 染色体是失活的，失活的 X 染色体在间期细胞核中螺旋化形成异固缩的 X 染色质（图 7-5）。这样，在男女两性的体细胞中，虽然 X 染色体的数目不同，但有活性的 X 染色体的数目是相同的，因此，X 连锁的基因产物也基本相等，这种现象称为剂量补偿效应。不论细胞内有几条 X 染色体，只有一条 X 染色体是具有转录活性的，其余的 X 染色体均失活，异固缩形成 X 染色质。因此，一个细胞中所含的 X 染色体数目等于 X 染色质数目加 1。

（2）X 染色体的失活开始于胚胎早期，大约在受精后的第 16 天。在此之前，所有细胞中的两条 X 染色体都具有活性。

（3）X 染色体的失活是随机的，异固缩的 X 染色体可以来自父亲也可以来自母亲。如果一个细胞中失活的 X 染色体是父源的，那么由它分裂而形成的后代细胞中都是父源的 X

染色体失活。反之，如果是母源的 X 染色体失活，那么，由它分裂而形成的后代细胞中都是母源的 X 染色体失活。

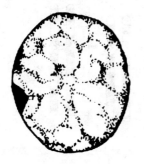

图 7-5　X 染色质

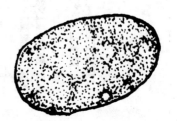

图 7-6　Y 染色质

（二）Y 染色质

正常男性的间期细胞用荧光染料染色后，Y 染色体长臂远端形成一强荧光小体，直径为 0.3μm 左右，称为 Y 染色质（图 7-6）。细胞中 Y 染色质的数目与 Y 染色体的数目相同。

在临床上，通过性染色质的检查，可以诊断某些性染色体病；在产前诊断中，通过羊水细胞的性染色质检查可鉴定胎儿的性别，对预防性连锁遗传病患儿的出生有一定的意义。

知识链接

人类染色体数目的发现路程

1923 年，美国得克萨斯大学校长、著名生物遗传学家潘特教授提出，人的染色体数目和大猩猩、黑猩猩一样都是 48 条。

1952 年，美籍华人徐道觉博士开始从事人类和哺乳类动物细胞核的研究。当他试图观察细胞的染色体时，发现它们总是拥挤在一起，这使得他的研究工作难以进展。一天，在观察治疗性流产的胚胎组织（皮肤和脾）的培养标本时，他看到显微镜下出现了舒展得很好的染色体。他大喜过望，却又百思不得其解。对可能影响实验结果的因素逐一进行了细心的检查，才发现这个"奇迹"出现的原因：实验室中不知哪位技术员把冲洗培养细胞的平衡盐溶液误配成了低渗透溶液，细胞膜在低渗透溶液中容易胀破，使染色体得以很好地铺展，不再重叠，可以清晰地进行观察。徐博士发现的这种低渗处理法，打开了细胞遗传学通往兴旺发达的大门。然而，遗憾的是，由于受到潘特教授人类 48 条染色体结论的影响，他未能确认自己所观察到的 46 条染色体的事实，也未能否定人类 48 条染色体的错误论点。

1954 年 12 月，美籍华人蒋有兴教授在用流产胎儿肺组织作培养时，采用了徐博士的低渗处理技术，可是始终未能发现预期的 48 条染色体。他没有苟同别人的看法，勇敢地提出了自己的论点：人的染色体是 46 条而不是 48 条，并于 1956 年发表在杂志上。为此，蒋教授荣获美国肯尼迪国际奖。

第二节　染色体畸变

人类染色体是相对恒定的，但在某些条件下，细胞内的染色体可以发生形态结构或数目的改变，称为染色体畸变（chromosomal aberration）。染色体畸变可以自发产生，也可因环境中的物理、化学或生物等因素的诱发而产生，还可由亲代遗传而来。染色体畸变分为染色体数目畸变和染色体结构畸变两种类型。

知识链接

染色体畸变的发现

对于染色体结构畸变的发现，美国遗传学家 C.B. 布里奇斯功不可没。1917 年，他在黑腹果蝇中发现染色体缺失，1919 年发现重复，1923 年发现易位。美国遗传学家 A.H. 斯特蒂文特在 1926 年发现倒位。染色体数目畸变最早也在果蝇中发现，1916 年，布里奇斯在果蝇的研究中发现多一个和少一个 X 染色体的现象。1920 年，美国遗传学家 A.F. 布莱克斯利等在曼陀罗的研究中发现染色体数目畸变的类型。1959 年，法国临床医生 J. 勒热纳等报道了人的 21 号染色体三体综合征。以后随着细胞遗传学和染色体显带技术的发展，染色体畸变的报道日益增多。

一、染色体数目畸变

人类一个正常生殖细胞（精子或卵子）所含的全部染色体（$n=23$），称为一个染色体组。正常的体细胞含有两个染色体组（$2n=46$），为二倍体（diploid）。染色体数目在正常二倍体的基础上增加或减少，称为染色体数目畸变。染色体数目畸变包括整倍性改变和非整倍性改变。

（一）整倍性改变

以正常的二倍体为标准，细胞内染色体数目以染色体组为单位成组地增加或减少，称为整倍性改变。染色体组数目的减少可形成单倍体（haploid），但在人类单倍体个体尚未见到。染色体组数目增加可形成多倍体（polyploid），常见的有三倍体、四倍体等。

三倍体（triploid）指体细胞中染色体的数目在二倍体的基础上增加一个染色体组，使染色体总数为 $3n=69$。三倍体是致死性的，只有极少数三倍体的个体能存活到出生，且存活者多为 $2n/3n$ 的嵌合体。三倍体在流产胎儿中较常见，是流产的重要原因之一。三倍体形成的原因，一般认为是由于：①双雄受精（diandry），即同时有两个精子和一个卵子结合形成受精卵（图 7-7）；②双雌受精（digyny），即在减数第二次分裂时，因某种原因未能形成第二极体，或第二极体由于某种原因未能排出而留存卵细胞中，因而卵子中保留有两组染色体，受精后则形成三倍体受精卵（图 7-8）。

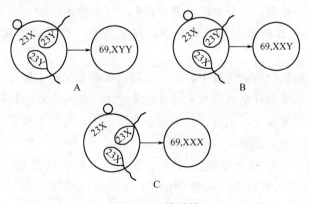

图 7-7 双雄受精

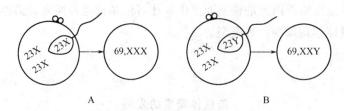

图 7-8 双雌受精

（二）非整倍性改变

细胞内染色体的数目在二倍体的基础上增加或减少 1 条或几条，称为非整倍性改变。这是人类最常见的一类染色体畸变。发生非整倍性改变的细胞或个体称为非整倍体。

1. 非整倍体的类型

细胞中染色体数目少了一条或多条，称为亚二倍体（hypodiploid）。如果某对同源染色体减少了一条（$2n-1$），细胞内染色体总数为 45，称为单体型（monosomy）。单体型常见的核型有 45，X；45，XX（XY），— 21；45，XX（XY），— 22。常染色体的单体型因丢失了一条染色体，可造成基因的严重失衡，一般不能存活。到目前为止，除了 G 组染色体单体型外，人类尚未发现其他常染色体的单体型。

细胞中染色体数目多了一条或数条，称为超二倍体（hyperdiploid）。如果某对同源染色体增加了一条（$2n+1$），细胞内染色体总数为 47，称为三体型（trisomy）。临床上，不论常染色体病还是性染色体病，均以三体型最为常见。但由于增加一条染色体，严重地影响了基因平衡，从而干扰了胚胎的正常发育，故三体型个体多不能存活，常见于早期流产的胚胎中。在常染色体病中，除第 17 号尚未有三体型的病例核型报道外，其余的常染色体均存在三体型，以 13、18 和 21 三体型常见。性染色体三体型主要有 XXX、XXY 和 XYY 三种。如果某对同源染色体增加了两条或两条以上，称为多体型（polysomy），常见于性染色体异常，如：48，XXXX；48，XXXY；49，XXXXX 等。

有时染色体数目虽是二倍体，但其中有的染色体增多，有的减少，而增多和减少的染色体数目相等，称为假二倍体（pseudodiploid）。

2. 非整倍体形成的机制

非整倍体的形成主要是由于细胞分裂过程中发生染色体不分离或染色体丢失造成的。

染色体不分离是指在有丝分裂或减数分裂时，一对姐妹染色单体或同源染色体彼此没有分离，同时进入一个子细胞。不分离的结果导致一个子细胞中增加一条染色体，另一个子细胞中减少一条染色体。染色体不分离常发生在减数分裂，且多发生在减数第一次分裂过程中。

染色体丢失是在细胞分裂的过程中，某一条染色体的着丝粒未能与纺锤丝相连而不能被拉向细胞的任何一极，或因移动迟缓而未与其他染色体一起进入新细胞核，遗留在细胞质中逐渐消失。结果所形成的两个子细胞，一个染色体数正常，另一个少了一条染色体。

3. 非整倍体核型的描述方法

按照 ISCN（1978），非整倍体核型的描述方法为"染色体总数，性染色体组成，+（—）畸变染色体序号"。例如某一核型中的 21 号染色体多了一条，可描述为：47，XX（XY），+21；少了一条 22 号染色体则描述为 45，XX（XY），—22；若是少了一条 X 染色体，可描述为 45，X 或者 45，X0。

（三）嵌合体

同一个体内同时存在两种或两种以上核型的细胞系称为嵌合体（mosaic），如 45，X/46，XX、46，XX/47，XX，＋21 等。受精卵早期卵裂过程中，姐妹染色单体不分离或染色体丢失等可造成嵌合体。不分离发生在第一次卵裂，可形成具有两种细胞系的嵌合体，一种为超二倍体，一种为亚二倍体。不分离发生在第二次卵裂以后，可形成具有三种细胞系的嵌合体（46/47/45）（图 7-9）。染色体的丢失往往形成两种细胞系的嵌合体（图 7-10）。染色体的不分离或丢失发生得越晚，正常二倍体细胞的比例越大，患者临床症状也相对越轻。

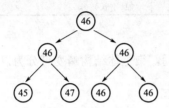

图 7-9　姐妹染色单体不分离与嵌合体的形成

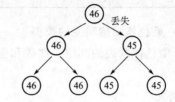

图 7-10　染色体的丢失与嵌合体的形成

二、染色体结构畸变

染色体结构畸变（chromosomal structural aberration）又称染色体重排，染色体断裂是染色体结构畸变的基础。染色体断裂后，其断端具有黏性，如在原位重新接合，则不会产生遗传效应。如没在原位重接，则会引起染色体结构的变化。

（一）染色体结构畸变的描述方法

人类细胞遗传学命名的国际体制（ISCN）制定了有关人类染色体以及染色体畸变等的命名方法（表 7-1）。染色体结构畸变核型的描述方法有简式和详式两种。①简式。在简式中，对染色体结构的改变只用其断裂点来表示，依次写明染色体总数，性染色体组成，然后用一个字母（如 t）或三联字符号（如 del）写明重排染色体的类型，其后的第一个括号内写明染色体的序号，第二个括号内写明臂的符号、区号、带号以表示断点。②详式。在详式中，除了简式中应写明的内容外，与简式有所不同的是，在最后一个括弧中不是只描述断裂点，而是描述重排染色体带的组成。描述涉及两条染色体的畸变时，通常性染色体及序号靠前的染色体先描述。

表 7-1　核型分析常用符号和术语

符号	含义	符号	含义
ace	无着丝粒片段	cen	着丝粒
chr	染色体	del	缺失
der	衍生染色体	dic	双着丝粒
dup	重复	end	核内复制
fra	脆性位点	hsr	均质染色体
i	等臂染色体	ider	等臂衍生染色体
ins	插入	inv	倒位
mar	标记染色体	mos	嵌合体
p	短臂	ph	费城染色体
q	长臂	r	环状染色体
rcp	相互易位	rea	重排
rob、t	罗伯逊易位	s	随体

符号	含义	符号	含义
sct	次缢痕	t	易位
tel	端粒	ter	末端
fem	女性	mal	男性
mat	母源	pat	父源
?	识别没把握或可疑者	/	嵌合体中用于分开不同的细胞系
:	断裂	( )	括号内为结构异常的染色体
::	断裂后重接	,	区分染色体数目、性染色体和染色体异常
→	从……到	;	重排中用于区分不同号染色体
—	丢失（缺失）	+	增加（增长）

（二）染色体结构畸变的类型

由于染色体断裂的部位、次数和变位重接的方式不同，染色体结构畸变可分为以下几种类型。

1. 缺失

染色体片段的丢失称为缺失（deletion，简写为 del），分为中间缺失和末端缺失两种类型。染色体臂上发生一次断裂，断裂后未发生重接，无着丝粒的片段丢失，称为末端缺失（terminal deletion）；染色体同一臂上发生两次断裂，两断裂点中间的片段丢失，称为中间缺失（intercalary deletion）。如果 1 号染色体长臂的 2 区 1 带发生断裂未再重接，形成末端缺失（图 7-11），简式描述为 46，XX（XY），del（1）（q21），详式为 46，XX（XY），del（1）（pter→q21:）。3 号染色体长臂的 2 区 1 带、2 区 5 带断裂，两断裂点之间的片段缺失（图 7-12），简式描述为 46，XX（XY），del（3）（q21q25），详式为 46，XX（XY），del（3）（pter→q21::q25→qter）。

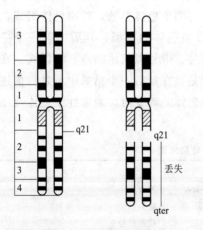

图 7-11　1 号染色体末端缺失

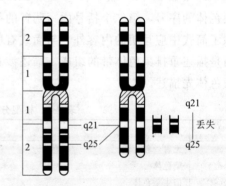

图 7-12　3 号染色体中间缺失

2. 倒位

一条染色体发生两处断裂，中间的片段倒转 180° 后重新粘接，称为倒位（inversion，简写为 inv）。倒位造成了染色体上的基因顺序重新排列。两次断裂发生在同一臂内称为臂内倒位（paracentric inversion）；两次断裂分别发生在长臂和短臂内，称为臂间倒位（pericentric inversion）。如果 1 号染色体短臂 2 区 2 带和 3 区 4 带断裂形成臂内倒位（图 7-13），简式描述为 46，XX（XY），inv（1）（p22p34），详式描述为 46，XX（XY），inv（1）（pter→

p34 :: p22→p34 :: p22→qter）。2号染色体短臂1区5带和长臂2区3带断裂形成臂间倒位（图7-14），简式描述为 46，XX（XY），inv（2）（p15q23），详式描述为 46，XX（XY），inv（2）（pter→p15 :: q23→p15 :: q23→qter）。

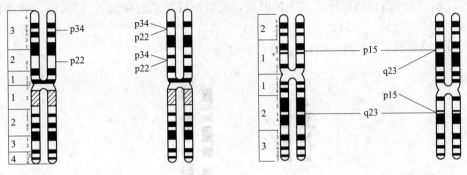

图 7-13　1号染色体臂内倒位　　　　　图 7-14　2号染色体臂间倒位

3. 重复

重复（duplication，简写为 dup）指一条染色体上某一片段增加了一份或一份以上的现象。重复形成的原因是同源染色体片段的插入、同源染色体之间的不等交换、染色单体之间的不等交换等。

4. 易位

从某个染色体上断下的片段连接到另一非同源染色体上，引起染色体片段位置的改变，称为易位（translocation，简写为 t）。易位可分为相互易位、罗伯逊易位等多种类型。

（1）相互易位　两条非同源染色体同时断裂，相互交换断片后重接，形成两条衍生染色体。相互易位是比较常见的染色体结构畸变类型。当相互易位仅涉及位置的改变，没有染色体片段的增减时，又称为平衡易位。如果 2号染色体长臂的 2区1带和 5号染色体长臂的 3区1带同时断裂，两条染色体的断片交换后重接（图7-15），简式描述为 46，XX（XY），t（2；5）（q21；q31），详式描述为 46，XX（XY），t（2；5）（2pter→2q21 :: 5q31→5qter；5pter→5q31 :: 2q21→2qter）。

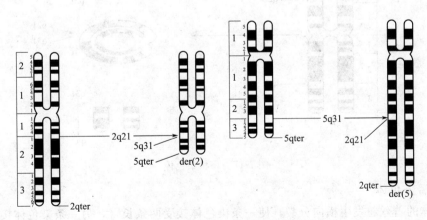

图 7-15　2号与 5号染色体间相互易位

（2）罗伯逊易位　罗伯逊易位（Robertsonian translocation）又称为着丝粒融合（centric fusion），是发生于近端着丝粒染色体的一种易位形式。两条近端着丝粒染色体在着丝粒处断裂，相互交换断片后重接形成两条衍生染色体，一条由两者的长臂构成，几乎具有全部遗传物质，另一条由两者的短臂构成，常因缺乏着丝粒或因几乎全由异染色质组成而丢失。由于近端着丝粒染色体短臂非常小，其丢失往往不引起表型异常。如果 14 号染色体长臂 1区 1 带断裂，21 号染色体短臂 1 区 1 带断裂，之后形成罗伯逊易位（图 7-16），简式描述为45，XX（XY），−14，−21，+t（14；21）（q11；p11），详式为 45，XX（XY），−14，−21，+t（14；21）（14qter→q11∷21p11→21qter）。

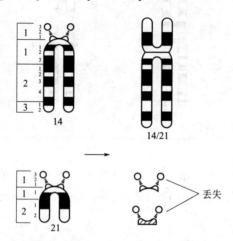

图 7-16　14 号与 21 号染色体间罗伯逊易位

5. 环状染色体

染色体的长、短臂同时发生断裂后，含有着丝粒的片段两断端相接，即形成环状染色体（ring chromosome）。如果 2 号染色体的短臂 2 区 1 带和长臂 3 区 1 带分别发生了断裂，断点以远的片段丢失，含有着丝粒的中间片段形成环状染色体（图 7-17），简式描述为 46，XX（XY），r（2）（p21q31），详式描述为 46，XX（XY），r（2）（p21→q31）。

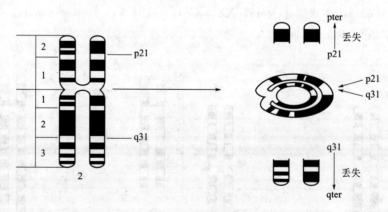

图 7-17　环状染色体

6. 等臂染色体

染色体的着丝粒发生横向分裂，使一条染色体接受两条长臂，另一条染色体接受两条短臂，形成等臂染色体（isochromosome）。如果 X 染色体着丝粒横列形成等臂染色体（图 7-18），简式描述为 46，X，i（Xp）或者 46，X，i（Xq），详式描述为 46，X，i（X）（pter→cen→pter）或者 46，X，i（X）（qter→cen→qter）。

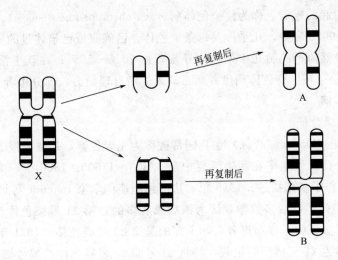

图 7-18　等臂染色体

7. 双着丝粒染色体

两条染色体同时发生一次断裂后，两个具有着丝粒的片段的断端相互连接，形成一条双着丝粒的染色体（dicentric chromosome）。如果 6 号染色体的长臂 2 区 2 带和 11 号染色体的短臂 1 区 5 带分别发生了断裂，两个具有着丝粒的染色体片段断端相接，形成一条双着丝粒染色体（图 7-19），简式描述为 46，XX（XY），dic（6；11）（q22；p15），详式描述为 46，XX（XY），dic（6；11）（6pter→6q22：：11p15→11qter）。

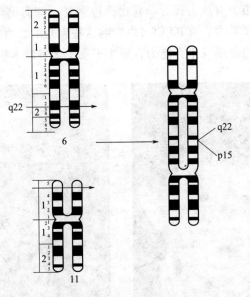

图 7-19　双着丝粒染色体

第三节　染色体病

人类染色体数目或结构畸变引起的疾病，称为染色体病（chromosome disease）。其中，常染色体数目或结构异常所致的疾病，称为常染色体病（autosomal disease）。性染色体数目或结构异常所引起的疾病，称为性染色体病（sex chromosome disease）。目前已发现的人类染色体畸变有10000多种，几乎涉及每条染色体。已确定或已描述过的染色体异常综合征有100多种。在自然流产的胎儿中染色体异常者占20%～50%；在新生活婴中染色体异常的发生率是0.5%～1%。染色体病患者通常缺乏生活自理能力，部分患者在幼年即夭折。

一、常染色体病

（一）21三体综合征

21三体综合征（Down综合征）在我国常被称为先天愚型，是最早报道也是最常见的一种染色体异常综合征。发生率在新生活婴中是1/800～1/600。1866年，英国医生Langdon Down首次对此病作了临床描述。1959年，法国细胞遗传学家Lejeune等证实此病的病因是多了一条G组染色体，以后多数学者认为该病患者多的是第21号染色体。1965年，Yunis等用放射自显影方法证明了该病患者实际上多的是第22号染色体。1971年，巴黎会议为了照顾过去先天愚型为21三体型的记载，特将21号和22号染色体的编号加以调换。

1. 临床表现

患儿一般出生时体格较小，有20%左右为早产儿。具有典型的面容，不论其种族起源，患儿的面部特征更像其他的先天愚型患者而不像自己的同胞（图7-20）。如：眼距宽，外眼角上倾，内眼角由皱纹覆盖，鼻梁低，耳廓小，口腔小难以容纳舌头，故经常吐舌。患者皮肤发红，四肢短，手指短而粗，小指尤其短且向内侧弯曲。脐部经常膨出，常伴有十二指肠闭锁，50%的患儿有先天的心脏畸形，其中，室间隔缺损约占一半。患者常有皮纹的改变，通贯手出现的频率为1/3～1/2，*atd*角增大。大多数患儿1周岁后方能坐起，3岁时才开始走路。性格比较温和，很少有攻击行为，喜欢模仿重复一些简单动作。患者智能发育缓慢，IQ值在25～50之间，双亲的平均IQ值可以影响这些患儿的智力发展。男性患者可有隐睾，尚未见有生育者。女性患者偶有生育能力，所生子女1/2将患本病。

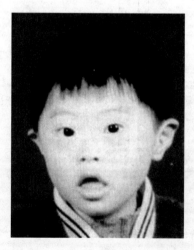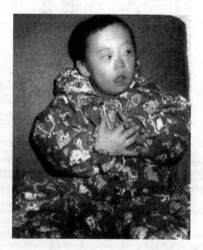

图7-20　先天愚型患者

2. 核型类型

（1）21三体型　约92.5%的先天愚型患者属于此类型。患者的核型为47，XX（XY），＋21，即比正常人多了一条21号染色体。发病机制为亲代（多为母亲）形成生殖细胞的减数分裂过程中染色体不分离所致。据统计，35岁以上的妇女生育21三体综合征患儿的机会显著增加，且随母亲年龄的增高呈现增加的趋势（图 7-21）。这可能与高龄孕妇形成卵细胞时染色体容易出现不分离有关。

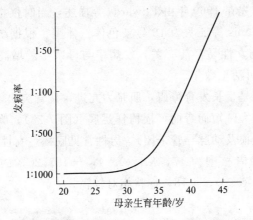

图 7-21 母亲生育年龄与 21 三体综合征发病率的关系

（2）易位型 易位型先天愚型约占全部病例的 2.5%～5%，多为 21 号染色体与 D 组或 G 组的一条染色体发生罗伯逊易位。最常见的是 D/G 易位，D 组中以 14 号染色体为主，核型为 46，XX（XY），−14，＋t（14q21q）。其次是 G/G 易位，比如 G 组中两个 21 号染色体发生着丝粒融合，核型为 46，XX（XY），−21，＋t（21q21q）。患者的易位染色体如果是由亲代遗传而来的，则其双亲之一通常是表型正常的染色体平衡易位携带者（图 7-22）。

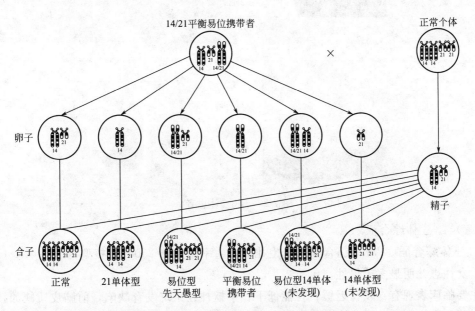

图 7-22 14/21 易位携带者与正常人婚配图解

（3）嵌合型 此型占全部先天愚型的 2.5%～5%，是受精卵在有丝分裂期间染色体不分离而导致的，因此只是部分而不是所有的细胞存在缺陷。患儿体内含有正常和 21 三体两种细胞体系，核型为 46，XX（XY）/47，XX（XY）＋21，临床表现随正常细胞所占比例的不同而有轻重之别。嵌合型患儿的智商较其他两型高，临床并发症的发生率也相对较少。

（二）18 三体综合征

18 三体综合征又名 Edwards 综合征（Edwards syndrome）。新生儿发病率约为 1/8000～1/3500。本病首先在 1960 年由 Edwards 等描述，当时仅指出患者具有 1 条额外的 E 组染色体，1964 年，Yunis 等证明为 18 号染色体三体型。根据统计资料分析，男女发病率之比为 1∶4，这可能与女性易存活有关，发病率与母亲年龄增高相关。患儿平均寿命只有 70 天，仅有少数患儿可活至数年。

本病的主要临床特征是生长发育障碍，肌张力亢进，枕骨突出，耳廓畸形，低位耳，颌小，呈特殊的握拳姿势，大趾短而弯曲，摇椅样足底（图 7-23）。胸骨短，90% 以上有先天性心脏病（多为室间隔缺损及动脉导管未闭）。男性常见隐睾，女性大阴唇和阴蒂发育不良。核型分析表明：80% 的患者核型为 47，XX（XY），＋18；20% 的患者为嵌合型，核型为 46，XX（XY）/47，XX（XY），＋18，症状相对较轻。

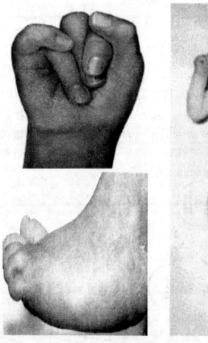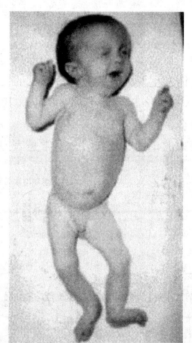

图 7-23　18 三体患者

（三）13 三体综合征

13 三体综合征（Patau 综合征）新生儿的发生率约为 1/25000，核型为 47，XX（XY），＋13，女性患儿明显多于男性。

主要临床表现有：发育迟缓，智能低下；中枢神经系统发育缺陷，前脑皮质缺如，小脑小，无嗅脑；头小，眼小，颌小；鼻大扁平，多数有唇裂或伴腭裂；耳廓畸形，耳低位；男性阴囊畸形或隐睾，女性阴蒂肥大、双阴道、双角子宫等；内脏多发畸形，常出现多囊肾、无脾等，心脏发育异常（图 7-24）。患儿的畸形比 18 三体综合征及 21 三体综合征均严重，出现喂养困难、生活力差、肌张力低下等，常有骤发恐惧征象和呼吸暂停及运动性惊厥发作。99% 的胎儿流产，出生的患儿有 45% 在 1 个月内死亡，90% 在 6 个月内死亡，平均寿命 130 天。

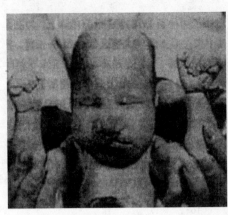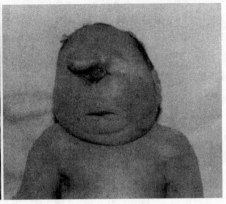

图 7-24 13 三体患者

（四）5p-综合征

1963 年，法国科学家 Lejeune 等首先报告了一种特殊的疾病，病孩的哭声好像猫叫一样，称为猫叫综合征。猫叫综合征是由于 5 号染色体丢失了一个片段所引起的，所以也称为 5 号染色体部分缺失综合征，即 5p-综合征。猫叫综合征在新生儿中的发病率为 1/50000，在精神发育不全者中，其发生率为 3/2000。此病在常染色体结构异常病中居首位，女患儿多于男患儿。

本病主要的临床特征是患儿出生后有猫叫样哭声，其随年龄的增长而逐渐消失，2 岁后不再存在。小头，枕部扁平，圆脸，眼距宽，耳位低，下颌小，腭弓高，内眦赘皮，眼睑外侧下斜。阴茎、睾丸小，少数有先天性心脏病，手纹明显异常。严重的智力低下，智商多在 25 以下。核型为 46，XX（XY），del（5）（p15）。

二、性染色体病

（一）先天性睾丸发育不全综合征

1942 年，美国麻省总医院的 Klinefelter 及其同事首先描述了这一综合征，故又称为 Klinefelter 综合征，也称先天性曲细精管发育不全，是一种性染色体数目异常引起的疾病，发病率在男性中为 0.1%～0.2%，在男性不育症患者中占 3.1%。

患者表现为男性，在儿童期无异常症状，青春期开始后，第二性征发育不良。主要临床特征是：阴茎发育不良，睾丸小而硬，雄性激素缺乏，性功能低下，类无睾症体型，下肢较长，身材偏高，不育，无喉结胡须，腋毛稀少或缺如，皮肤较细嫩，阴毛呈女性分布，少数患者有乳房发育，约 1/4 的病人胆怯、不主动、感情不稳定、情绪多变、轻度到重度智力低下或精神异常。几乎所有的 Klinefelter 综合征患者都有心理和社会的问题。患者的母亲常常年龄较大。

本病 80%～90% 患者的核型为 47，XXY（图 7-25）。约 10%～15% 为嵌合型，常见的核型有 46，XY/47，XXY、45，X/46，XY/47，XXY 等，嵌合型患者体内 46，XY 的细胞比例大时，临床表现轻，可有生育能力。另外还有 48，XXXY 等，一般 X 染色体越多，其症状越严重。

（二）先天性卵巢发育不全综合征

1938 年，本病由 Turner 首先报道，故又称为 Turner 综合征。1959 年，Ford 等证实该病是因为性染色体 X 呈单体型所致，患者核型为 45，X（图 7-26）。因此，Turner 综合征又

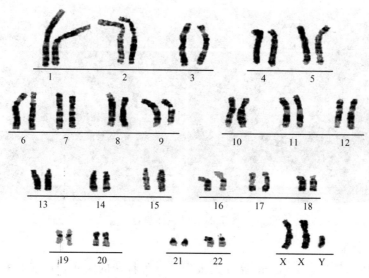

图 7-25　先天性睾丸发育不全综合征核型

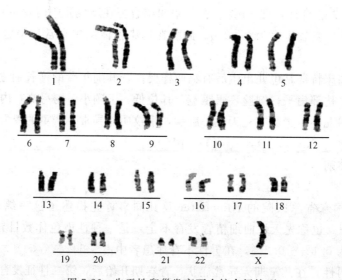

图 7-26　先天性卵巢发育不全综合征核型

称为 45，X 或 45，XO 综合征。该病在活产女婴中约占 0.4‰，其发生率低是因为 X 为单体型的胚胎不易存活，约 99％的病例发生流产。

本病的主要临床表现是：患者表型为女性，身材矮小，身高 120～140cm，智力大多正常。外生殖器呈幼女型，性腺不发育，卵巢呈条索状，卵母细胞和囊状卵泡常缺如，原发性闭经，不育，子宫及输卵管小，阴毛稀少，阴道黏膜薄，无分泌物。可有眼睑下垂、内眦赘皮、后发际低、肘外翻、两乳头间距宽、颈蹼等，常伴有骨骼畸形。约有 15％的患者为嵌合体，核型为 45，X/46，XX。异常核型比例较小时，临床体征不典型，如只有体矮、原发性闭经、条索状性腺等，部分患者可表现有月经。若 46，XX 细胞占绝对优势，能孕，但生育力降低。

（三）多 X 综合征

多 X 综合征（poly-X syndrome），又称超雌综合征（superfemale syndrome），其中 X

三体综合征是 1959 年 Jacobs 首先描述的，并称之为超雌（superfemale），发病率在新生女婴中约为 1/1000，在女性精神病患者中约为 4/1000。

X 三体综合征的患者外观如正常女性，大多能生育；部分患者卵巢功能障碍，原发或继发闭经，乳房发育不良；大约有 2/3 的患者智力稍低，部分有患精神病的倾向。患者核型大多为 47，XXX；少数为嵌合型，46，XX/47，XXX。

其他多 X 综合征有 48，XXXX、49，XXXXX，多出的 X 染色体，几乎都来自母亲卵子发生过程中减数第一次分裂时 X 染色体的不分离。X 染色体越多，智力损害和发育畸形愈严重。

（四）XYY 综合征

1961 年，由 Sandberg 等首次报道，又名超雄综合征（XYY syndrome）。患者染色体数为 47 条，性染色体为 XYY。XYY 综合征在男婴中的发生率为 1/900，监狱中和精神病院中的男性发病率相对较高。

临床上多以身材高大为特征，常达 180cm 以上，有身高增长发病频率亦随之增加的趋势。患者面部常有痤疮，部分患者可有运动不协调或震颤等表现。大多数有生育能力，偶见尿道下裂、隐睾、睾丸发育不全并生精过程障碍和生育力下降。患者智力大多正常，但性格暴躁粗鲁，遇事缺乏耐心，经受不住挫折，易激惹，常发生攻击性犯罪行为。人格发育多自童年开始就偏离正常。

47，XYY 产生的原因，主要是在形成精子的减数第二次分裂过程中发生 Y 染色体不分离，也可能由 47，XYY 的父亲遗传而来。

（五）脆性 X 染色体综合征

1968 年，Lubs 在一家族性 X 连锁智力发育障碍家庭中发现了第一例脆性 X 染色体综合征患者。后来，Sortherland 证明脆性部位位于 X 染色体长臂 2 区 7 带（Xq27）。本病主要见于男性，在男性中的发病率为 1/1500～1/1000。男性的智力低下约 10％～20％为本病所引起。

男性患者最为典型的临床表现是（图 7-27）：中度至重度智力低下，身长和体重超过正常儿，发育快，长形面容，前额突出，下颌大而前突，大耳，高腭弓，唇厚，睾丸大，语言障碍，算数能力差。过去曾认为由于女性有两条 X 染色体，因此，女性携带者不会发病。但由于两条 X 染色体中有一条失活，女性杂合子中约 1/3 可有轻度智力低下。

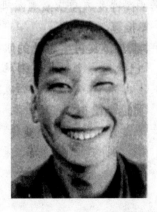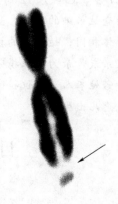

图 7-27　脆性 X 染色体综合征

（六）两性畸形

两性畸形（hermaphroditism）是指个体的性腺、生殖器官、第二性征等具有男女两性的特征。两性畸形发生的原因比较复杂，性染色体畸变、雄性激素分泌异常等都可导致两性畸形。如果患者体内既有睾丸又有卵巢，称为真两性畸形。如果性腺与外生殖器不相一致，称为假两性畸形。

1. 真两性畸形

患者体内兼有两性性腺；大约40%的患者一侧为卵巢，另一侧为睾丸；约40%的患者一侧为卵巢或睾丸，另一侧为卵睾（即在一个性腺内既有卵巢组织又有睾丸组织）；约20%的患者两侧均为卵睾。患者外生殖器及第二性征介于两性之间，社会性别可为男性或女性。真两性畸形的核型可为46，XX，也可为46，XY，或者46，XX/46，XY等。

2. 假两性畸形

患者体内只有一种性腺，但外生殖器和第二性征具有两性特征。男性假两性畸形称男性女性化，核型为46，XY，X染色质阴性，Y染色质阳性。性腺只有睾丸，其外生殖器变化很大，可以表现为男性的外形，也可以表现为女性的外形，或性别难辨。女性假两性畸形又称女性男性化，核型为46，XX，X染色质阳性，Y染色质阴性。性腺为卵巢，外生殖器有不同程度的男性化特征，如阴蒂肥大，阴唇常合并在中线，近似男性阴囊，但其中无睾丸，阴道口小。

知识链接

人类Y染色体或会消失，传宗接代将受威胁

美国生物学副教授卡特雷纳·玛克瓦和美国国家科学基金会研究员梅利莎·威尔逊共同发现：人类Y染色体比X染色体的演化速度快得多，这将导致Y染色体上的基因急剧丢失，长此下去，Y染色体将会完全消失，人类的传宗接代将受到威胁。

科学家们将动物的X、Y染色体的DNA和人的非性染色体的DNA进行比较，发现随着时间的变化，Y染色体的演化速度快，而X染色体的DNA则与非性染色体保持相同的进化速度。

研究证实：Y染色体跟X染色体相比，有不少基因已经消失了，而且有证据表明，保存下来的基因正在走向退化和消失。目前，科学家们正试图测定Y染色体的退化率，以确定Y染色体的预计消失时间。他们同时也希望能够找到导致Y染色体退化的最重要的原因。

遗传咨询：

【病例】张某，27岁，已妊娠12周，因其弟弟患先天愚型，前来进行遗传咨询。

分析：首先应检查她弟弟的核型，如为三体型，表明是畸变所致，这时张某生先天愚型患儿的风险与一般群体相同；她弟弟的核型如为易位型，则应对家庭中其他成员的核型进行检查。如果张某的父亲或母亲为易位携带者，她本人的核型正常，则她生先天愚型患儿的风险与一般群体相同；若她本人为易位携带者，则她生先天愚型患儿的风险会较高，必须及时进行产前诊断，避免患儿出生。

目 标 检 测

一、名词解释

1. 染色体畸变　2. 染色体组　3. 单倍体　4. 二倍体　5. 核型　6. 单体型　7. 三体

型 8. 嵌合体

二、单项选择

1. 根据国际命名体制的规定，正常女性核型的描述方式是（　　）。

    A. 46XX　　　　　　B. 46, XX　　　　　C. 46；XX　　　　　D. 46. XX

2. 人类染色体分组的主要依据是（　　）。

    A. 染色体的大小　　　　　　　　　B. 染色体的类型

    C. 染色体的长度和着丝粒的位置　　D. 染色体着丝粒的位置

3. 按照 ISCN 的标准，1 号染色体短臂 3 区 1 带第 3 亚带应表示为（　　）。

    A. 1p31.3　　　　　B. 1q31.3　　　　　C. 1p3. 13　　　　　D. 1q3. 13

4. 某一个体，其体细胞中染色体的数目比二倍体多了 3 条，称为（　　）。

    A. 三倍体　　　　B. 超二倍体　　　　C. 多倍体　　　　D. 嵌合体

5. 46，XY，t（4；6）（q35；q21）表示（　　）。

    A. 一女性细胞内发生了染色体的插入

    B. 一男性细胞内发生了染色体的易位

    C. 一男性细胞带有等臂染色体

    D. 一男性细胞含有缺失型的畸变染色体

6. 染色体非整倍性改变的机制可能是（　　）。

    A. 染色体断裂及断裂之后的异常重排

    B. 染色体易位

    C. 染色体核内复制

    D. 染色体不分离

7. 染色体结构畸变的基础是（　　）。

    A. 姐妹染色单体交换

    B. 染色体核内复制

    C. 染色体不分离

    D. 染色体断裂及断裂之后的异常重排

8. 两条非同源染色体同时发生断裂，断片交换位置后重接，结果造成（　　）。

    A. 缺失　　　　　B. 倒位　　　　　C. 易位　　　　　D. 重复

9. 染色体不分离（　　）。

    A. 只是指姐妹染色单体不分离

    B. 只是指同源染色体不分离

    C. 是指姐妹染色单体或同源染色体不分离

    D. 只发生在减数分裂过程中

10. 一条染色体断裂后，断片未能与断端重接，结果造成（　　）。

    A. 缺失　　　　　B. 易位　　　　　C. 倒位　　　　　D. 重复

11. 若某人核型为 46，XX，del（1）（pter→q21:），则表明其体内的染色体发生了（　　）。

    A. 缺失　　　　　B. 倒位　　　　　C. 易位　　　　　D. 重复

12. 经典的 Lyon 假说不包括下列哪一条（　　）。

　　A. 失活是随机的　　　　　　　　B. 失活发生在胚胎发育早期

　　C. 局部失活　　　　　　　　　　D. 剂量补偿

13. 根据 Denver 体制，X 染色体列入（　　）。

　　A. A 组　　　　　B. B 组　　　　　C. C 组　　　　　D. D 组

14. 根据 Denver 体制，Y 染色体列入（　　）。

　　A. D 组　　　　　B. E 组　　　　　C. F 组　　　　　D. G 组

15. 根据 ISCN，人类 C 组染色体数目为（　　）。

　　A. 7 对　　　　　　　　　　　　　B. 6 对

　　C. 7 对＋X 染色体　　　　　　　　D. 6 对＋X 染色体

16. 下列哪种疾病应进行染色体检查（　　）。

　　A. 先天愚型　　B. 苯丙酮尿症　　C. 白化病　　　　D. 地中海贫血

17. Down 综合征的染色体异常大多数属于（　　）。

　　A. 三体型　　　B. 三倍体　　　　C. 单体型　　　　D. 单倍体

18. 嵌合体形成最可能的原因是（　　）。

　　A. 精子形成的减数第一次分裂过程中染色体不分离

　　B. 卵子形成的减数第二次分裂过程中染色体不分离

　　C. 精子或卵子形成的减数第一次分裂过程中染色体不分离

　　D. 受精卵早期卵裂过程中发生染色体不分离

19. 猫叫综合征的核型为（　　）。

　　A. 46，XX（XY），del（5）（p15）　B. 46，XX（XY），del（6）（p12）

　　C. 46，XX（XY），del（15）（p13）　D. 46，XX（XY），del（13）（p12）

20. 核型为 45，X 者可诊断为（　　）。

　　A. 脆性 X 染色体综合征　　　　　B. Down 综合征

　　C. Turner 综合征　　　　　　　　D. Edwards 综合征

21. Klinefelter 综合征患者的典型核型是（　　）。

　　A. 47，XXX　　B. 47，XXY　　　C. 47，XYY　　　D. 47，XY（XX），＋21

22. 男性假两性畸形患者的核型是（　　）。

　　A. 46，XY　　　B. 46，XX　　　　C. 47，XXY　　　D. 45，X

三、简答题

1. 人类染色体分为哪几类？划分依据是什么？

2. 常见的染色体结构畸变的类型有哪些？

3. 简述 Down 综合征的核型、临床表现。

4. 简述 Lyon 假说的要点。

5. 简述先天性睾丸发育不全综合征的核型、临床表现。

第八章　线粒体遗传病

学习目标：

1. 掌握线粒体基因组的结构与遗传特点。
2. 熟悉线粒体基因突变的类型。
3. 熟悉线粒体基因组与核基因组的关系。
4. 了解几种常见的人类线粒体遗传病。

第一节　线粒体基因组

"能量工厂"线粒体是动物细胞核外唯一含有遗传物质的细胞器，线粒体 DNA（mito-chondrial DNA，mtDNA）构成线粒体基因组。线粒体拥有自己的蛋白质合成系统，能合成部分线粒体所需的蛋白质，但线粒体中大多数的蛋白质仍由核 DNA（nuclear DNA，nD-NA）编码，由细胞质核糖体合成，包括核糖体蛋白、DNA 聚合酶、RNA 聚合酶和蛋白质合成因子等，合成后转运到线粒体中。所以，线粒体在遗传上是一种半自主性的细胞器，受线粒体基因组和核基因组两套遗传系统共同控制（图 8-1）。核 DNA 和线粒体 DNA 基因突变均可导致线粒体蛋白质的合成受阻，细胞能量代谢缺陷。

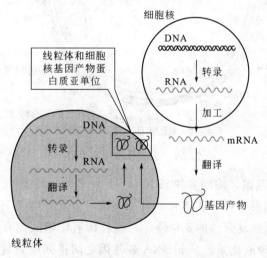

图 8-1　线粒体基因组与核基因组的协同作用

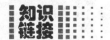

线粒体的起源

关于线粒体的起源，主要有内共生和非内共生两种学说。

内共生学说认为线粒体的祖先原线粒体是一种可进行三羧酸循环和电子传递的革兰阴性菌，被原始真核生物吞噬后与宿主间形成共生关系，即原线粒体可从宿主处获得更多的营养，而宿主可借用原线粒体具有的氧化分解功能获得更多的能量。在长期的共生过程中，通过演变形成了现在的线粒体。

非内共生学说认为线粒体的发生是质膜内陷的结果。主张这种学说的学者中，Uzzell 的观点是：在进化的最初阶段，原核细胞基因组进行复制，但不伴有细胞分裂，而是在基因组附近的质膜内陷形成双层膜，将分离的基因组包围在这些双层膜的结构中，从而形成原始的细胞核和线粒体等。在后来的进化过程中发生了分化，线粒体逐渐演变为专具呼吸功能的细胞器。

一、线粒体基因组的结构

人类线粒体基因组是共价双链闭合环状的 DNA 分子（图 8-2）。mtDNA 外环为重链（H 链），内环为轻链（L 链），重链富含鸟嘌呤，轻链富含胞嘧啶。整个 mtDNA 分子共由 16，569bp 组成，裸露不与组蛋白结合。

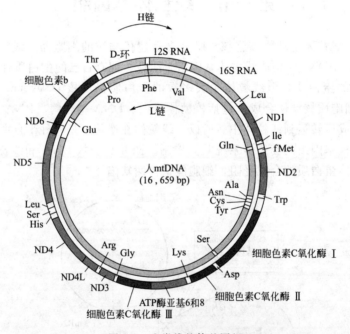

图 8-2　人类线粒体基因组

mtDNA 包括 37 个基因，编码 2 种 rRNA，13 种多肽，22 种线粒体合成蛋白质所需的 tRNA。其中，L 链仅编码 1 种多肽链和 8 种 tRNA，其余的均由 H 链编码。mtDNA 编码的 13 种多肽都是呼吸链酶复合体的亚单位，与线粒体氧化磷酸化有关，它们与核基因编码的蛋白质共同组成氧化磷酸化系统。mtDNA 各基因之间排列极为紧凑，部分区域还出现重叠，无重复序列，也无内含子。唯一的非编码区也叫控制区或 D 环区，由 1，122bp 组成，与复制和转录有关。

二、线粒体基因组的遗传特点

1. 具有半自主性

mtDNA 能够独立自主地复制、转录和翻译，但由于细胞核 DNA 编码维持线粒体结构和功能的主要大分子复合物和大多数氧化磷酸化酶蛋白亚单位，所以，mtDNA 的功能又受核基因组的影响，是一种半自主复制体。

2. 遗传密码与通用密码不同

线粒体遗传密码大多与核基因的通用密码相同，但也有些例外：①UGA 不是终止信号，而是色氨酸的密码子；②AUA 编码甲硫氨酸而非异亮氨酸，并可作为起始密码子；③AGA，AGG 不是精氨酸的密码子，而是终止密码子。此外，tRNA 的兼用性比较强，仅用 22 个 tRNA 来识别多达 48 个密码子。

3. 表现为母系遗传

精子中的线粒体很少，人类受精卵中的线粒体绝大部分来自于母体卵细胞。因此，子代 mtDNA 基本来自母系，mtDNA 呈母系单系遗传。也就是说，母亲将她的 mtDNA 传给她所有的子女，她的女儿又将其 mtDNA 传给下一代，这种遗传方式称为母系遗传（图 8-3）。男性也从母亲那里继承 mtDNA，但却无法将它遗传给自己的后代。也就是说，如果一个女性生下的全都是儿子，那么她的 mtDNA 遗传链将因此终止。如果家族中发现一些成员具有相同的临床症状，并且是从女性传递下来，男性后代都正常，就应考虑可能是由于 mtDNA 突变造成的。

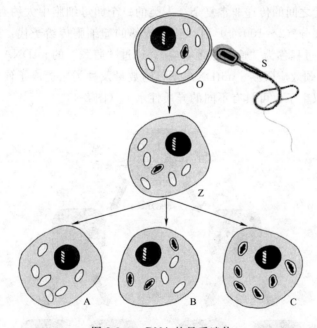

图 8-3　mtDNA 的母系遗传

注：1. O—卵子；S—精子；Z—受精卵；A、B、C—子代细胞。

2. 黑色区域为突变线粒体。

知识链接

精子线粒体中的 DNA

通常认为，线粒体 DNA 呈现母系遗传，是因为精子的个头比卵子小得多，线粒体的数量也非常有限，导致来自母体的线粒体 DNA 在遗传中占绝对优势。但美国康奈尔大学研究员西村芳树和日本东京大学的研究小组在美国《国家科学院学报》上发表论文：精子的线粒体 DNA 在受精后不久分解。研究人员用色素给青鳉的精子线粒体 DNA 染色后进行观察，发现精子进入成熟阶段后，线粒体 DNA 只剩下原来数量的五分之一，而受精后几乎全部消失。此时，将受精后的精子重新取出观察，发现精子的线粒体完好无损，而线粒体内的 DNA 在受精后 1h 左右就分解消失了，导致线粒体 DNA 只通过母系遗传。

4. 突变率很高

mtDNA 分子是裸露的，不与组蛋白结合。因为没有组蛋白的保护，且线粒体中无 DNA 损伤修复系统，使得 mtDNA 容易发生突变。1 个细胞内通常有数百个线粒体，每个线粒体通常含 2～10 个 mtDNA，每个 mtDNA 分子都可能发生突变，所以，mtDNA 的突变率非常高，比核 DNA 高 10～20 倍。任何两个人的 mtDNA，平均每 1000 个碱基对中就有 4 个不同，多态现象比较普遍。

5. 具有阈值效应

如果同一细胞或组织中所有线粒体都具有相同的基因组，或都是野生型序列，或都携带同一个基因突变的序列，称为同质性。相反，在同一细胞或同一组织中既含有野生型，又含有突变型的线粒体基因组，称为异质性。

异质性在亲子代之间的传递非常复杂。人类的每个卵母细胞中大约有 10 万个 mtDNA，但只有随机的一小部分（2～100 个）可以进入成熟的卵细胞传给子代，这种卵细胞形成期 mtDNA 数量剧减的过程称为"遗传瓶颈效应"。通过"瓶颈"的 mtDNA 复制、扩增，构成子代的 mtDNA。瓶颈效应限制了 mtDNA 下传的数量及种类，造成子代个体间明显的异质性差异，甚至同卵双生子也可具有不同的异质性水平（图 8-4）。

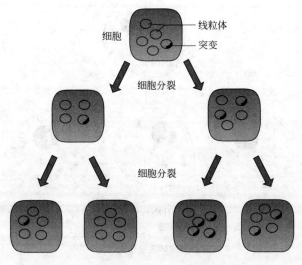

图 8-4　细胞分裂与线粒体的异质性

突变的 mtDNA 数量达到一定程度时，才引起某种组织或器官的功能异常，称为阈值效应。因此，一个线粒体疾病的女患者或女性携带者（因细胞中异常 mtDNA 未达到阈值或因核基因的影响而未发病）可将突变 mtDNA 传递给子代，子代个体之间异质的 mtDNA 的种类、水平可以不同，由于阈值效应，子女中得到较多突变 mtDNA 者将发病，得到较少突变 mtDNA 者不发病或者病情较轻。

第二节　线粒体基因突变与疾病

线粒体基因突变可引起人类疾病，现已发现人类数十种疾病与 mtDNA 突变有关。因为人类线粒体的基因排列紧凑，几乎任何突变均会影响基因组中的一个重要区域。致病性线粒体基因突变一般具有以下特点：①突变位点在进化上较为保守，突变导致核苷酸或氨基酸替换，或基因编码产物的生物学功能丧失；②突变导致的生化损伤和疾病的临床表型能够分离；③当突变是异质性突变时，组织损伤程度与突变负荷呈一定的正相关；④同一突变可以从遗传上相互独立的患者中发现。

一、线粒体基因突变的类型

1. 错义突变

线粒体基因错义突变也称氨基酸替换突变，是碱基的点突变，主要与脑、脊髓及神经性疾病有关，常见有 Leber 遗传性视神经病（LHON）和神经肌病。

2. 线粒体 tRNA 基因突变

线粒体 tRNA 基因突变会影响线粒体蛋白质生物合成，导致的疾病比错义突变引起的疾病表型更具有系统性特征。主要有肌阵挛性癫痫伴碎红纤维病（MERRF）、线粒体脑肌病伴乳酸中毒及中风样发作综合征（MELAS）和母系遗传的心肌病。

3. 缺失、插入突变

缺失的发生往往由于 mtDNA 的异常重组或在复制过程中异常滑动所致，存在于许多神经肌肉性疾病及一些退化性疾病、肾病和肝病中，如慢性进行性眼外肌瘫痪（CPEO）、Kearns-Sayre 综合征等。mtDNA 的插入突变比较少见。

4. 拷贝数目突变

拷贝数目突变是 mtDNA 拷贝数大大低于正常，仅见于一些致死性婴儿呼吸障碍、乳酸中毒或肌肉、肝、肾衰竭的病例，这种突变较少见。

知识链接

mtDNA 突变与衰老

体细胞 mtDNA 突变会随着个体衰老而逐渐积累。在 40 岁以下人群的骨骼肌中基本检测不到异常 mtDNA，而在 50 岁以上人群的骨骼肌中可以发现大量 mtDNA 重组突变，这些突变可能与肌肉组织的老化有关。

利用基因敲入（knock-in）技术建立 mtDNA 突变体小鼠模型（这些小鼠体细胞中有大量 mtDNA 点突变和缺失突变），发现这些小鼠有明显的早衰表现，如寿命缩短、体重减轻、骨质疏松、驼背、心脏肥大和生育能力衰退等。而且，观察到 mtDNA 突变的积累与凋亡标志物紧密相关。所以，有人推测体细胞 mtDNA 突变的积累引起的细胞凋亡，可能是推动哺乳动物衰老的核心机制。

二、几种线粒体遗传病

1. Leber 遗传性视神经病

Leber 遗传性视神经病（Leber hereditary optic neuropathy，LHON）是在人类发现的第一种母系遗传病。1871 年，由德国眼科医师 Leber 医生首次报道，因主要症状为视神经退行性病变，又称 Leber 视神经萎缩。典型的首发症状为中央视物模糊，进而在几个月内出现无痛性、完全或者接近完全失明，通常是两眼同时受累。主要病理特征为视神经和视网膜神经元的退化，可伴有周围神经、心血管、骨骼肌等系统异常。本病通常在 20～30 岁发病，男性受累较女性常见。

2. 肌阵挛性癫痫伴碎红纤维综合征

肌阵挛性癫痫伴碎红纤维病（myoclonnus epilepsy and ragged-red fibers，MERRF）常于童年后期至青春期发病，主要临床表现为肌肉阵发性痉挛、惊厥、共济失调及肌肉无力，也可导致听力障碍。患者肌纤维紊乱、粗糙，线粒体形态异常并在骨骼肌细胞中积累，用 Gomori Trichrome 染色显示为红色，称破碎红纤维。本病最常见的病因是 mtDNA 中赖氨酸的 tRNA 基因 8344 位存在 A→G 突变，导致 tRNA 结构改变，降低了线粒体蛋白质的整体合成水平。如果在神经和肌细胞中 90% 的线粒体存在这种突变，个体就会出现典型的症状，如果突变的线粒体比例减少，症状也随之变轻。

3. 线粒体肌病脑病伴乳酸酸中毒及中风样发作综合征

线粒体肌病脑病伴乳酸酸中毒及中风样发作综合征（mitochondrial encephalomyopathy with lactic acidosis and stroke-like episodes，MELAS），患者常在 40 岁以前开始出现症状，主要的临床表现为肌病、共济失调、肌阵挛、复发性休克、痴呆、耳聋等。患者出现乳酸性酸中毒是由于异常的线粒体不能代谢丙酮酸，导致大量丙酮酸生成乳酸，乳酸在血液和体液中积累所致。患者的一个特征性病理变化是在脑和肌肉的小动脉和毛细血管壁中有大量形态异常的线粒体聚集。

知识链接

帕金森病

帕金森病又称震颤性麻痹，是英国内科医生詹姆斯·帕金森博士最早描述的。帕金森病主要发生于中老年人，临床症状有静止性震颤、肌张力增高、运动迟缓等。通常认为帕金森病的病因并非是单一因素，而是与年龄老化、遗传、环境毒素等多种因素有关。近年来，发现线粒体 DNA 突变在帕金森病发生中扮演着重要的角色。研究发现，患者存在线粒体 DNA 4977bp 的缺失。虽然正常人细胞中也存在这种突变型 mtDNA，但只占野生型的 0.3%，而帕金森病患者可达 5%，比正常人高出 10 多倍。这表明线粒体 DNA 4977bp 的缺失可能是导致帕金森病的机制之一。而且此类突变具有一定的阈值，当突变积累超越阈值时导致发病。这可能也是临床上帕金森病患者多见于中年以上个体的原因。

4. 神经病伴运动性共济失调和视网膜色素变性

神经病伴运动性共济失调和视网膜色素变性（neuropathy，ataxia，and retinitis pigmentosa，NARP）的主要临床表现为色素性视网膜炎、共济失调、发育落后、痴呆、抽搐、肌无力和感觉功能减退。NARP 主要与 ATP 合成酶的功能受损有关，目前，发现该病的致病突变主要是 mtDNA 第 8，993 位点（ATPase6 基因）T→G 或 T→C，将 ATPase6 亚基 156 位的亮氨酸改变为精氨酸或脯氨酸，从而影响 ATP 合成酶的质子通路。疾病的严重程度与突变体异质性水平有关：个体突变水平为 70%～90% 时，表现为 NARP；突变水平＞90% 时，表现为 Leigh 综合征，这是一种以高乳酸血症、低肌张力为主要表现的进行性脑病，主要累及婴儿。因此，常可见到 NARP 和 Leigh 综合征在同一家系中并存。

・问题探讨

线粒体 DNA 的突变能引起多种疾病，与生物的衰老和寿命也有一定的关联，那么它与肿瘤的发生有关吗？

肿瘤细胞具有异常快速的分裂增殖能力，能量需求很高。很多肿瘤和肿瘤细胞系中发现了 mtDNA 突变，这些突变能影响线粒体电子传递链的氧化磷酸化系统，导致持续的细胞氧化应激，促进肿瘤的发生、发展。有些因素的作用可使 mtDNA 游离出线粒体膜外（如细胞内线粒体受损崩解），而细胞内核酸降解酶活性下降，不能有效地清除游离于胞质中的 mtDNA 分子，mtDNA 有可能像致瘤病毒那样通过核膜，随机整合到 nDNA 中，激活原癌基因或抑制抗癌基因，使细胞增殖分化失控，导致癌变。实验显示 mtDNA 突变也可通过阻止肿瘤细胞的凋亡来促进肿瘤发展。

mtDNA 是致癌物作用的重要靶点，众多研究结果显示，化学致癌物与 mtDNA 的结合比与 nDNA 的结合更充分。

可见线粒体 DNA 的突变与肿瘤的发生发展密切相关。

目 标 检 测

一、名词解释

1. 母系遗传　2. 同质性　3. 异质性　4. 阈值效应

二、单项选择题

1. 下面关于线粒体的正确描述是（　　）。
    A. 含有遗传信息和转译系统
    B. 线粒体基因突变与人类疾病基本无关
    C. 是一种完全独立自主的细胞器
    D. 只有极少量 DNA，作用很小

2. 下面关于 mtDNA 的描述中，哪一项是不正确的（　　）。
    A. mtDNA 的表达与核 DNA 无关　　　　　B. mtDNA 是双链环状 DNA
    C. mtDNA 的转录方式类似于原核细胞　　　D. mtDNA 有重链和轻链之分

3. 线粒体遗传属于（　　）。
    A. 多基因遗传　　　B. 显性遗传　　　C. 隐性遗传　　　D. 非孟德尔遗传

4. mtDNA 中编码 mRNA 基因的数目为（　　）。
    A. 37 个　　　B. 22 个　　　C. 17 个　　　D. 13 个

5. UGA 在细胞核基因组中为终止密码，而在线粒体基因组中则编码（　　）。
    A. 色氨酸　　　B. 赖氨酸　　　C. 天冬酰胺　　　D. 苏氨酸

6. 线粒体遗传不具有的特征为（　　）。
    A. 异质性　　　B. 母系遗传　　　C. 阈值效应　　　D. 交叉遗传

7. 每个线粒体内含有 mtDNA 分子的拷贝数为（　　）。
    A. 10～100 个　　　B. 10～20 个　　　C. 2～10 个　　　D. 15～30 个

8. 受精卵中的线粒体（　　）。

　　A. 几乎全部来自精子　　　　　　　　B. 几乎全部来自卵子

　　C. 精子与卵子各提供1/2　　　　　　　D. 不会来自卵子

9. 关于 mtDNA 的编码区，描述正确的是（　　　）。

　　A. 包括终止密码子序列　　　　　　　B. 不同种系间的核苷酸无同源性

　　C. 包括13个基因　　　　　　　　　　D. 无内含子

10. 线粒体病的遗传特征是（　　　）。

　　A. 母系遗传

　　B. 近亲婚配的子女发病率增高

　　C. 交叉遗传

　　D. 发病率有明显的性别差异，女患者的子女约1/2发病

11. AGA 和 AGG 在通用密码中编码精氨酸，而在线粒体遗传密码中（　　　）。

　　A. 为终止密码　　　　B. 为起始密码　　　　C. 编码天冬酰胺　　　D. 编码苏氨酸

12. 最早发现与 mtDNA 突变有关的疾病是（　　　）。

　　A. 遗传性代谢病　　　　　　　　　　B. Leber 遗传性视神经病

　　C. 白化病　　　　　　　　　　　　　D. 分子病

13. 遗传瓶颈效应指（　　　）。

　　A. 卵细胞形成期 mtDNA 数量剧减　　　B. 卵细胞形成期 nDNA 数量剧减

　　C. 受精过程中 nDNA 数量剧减　　　　D. 受精过程中 mtDNA 数量剧减

14. 常见的 mtDNA 的大片段异常重组是（　　　）。

　　A. 插入　　　　　　　B. 重复　　　　　　　C. 易位　　　　　　　D. 缺失

15. 符合母系遗传的疾病是（　　　）。

　　A. 先天愚型　　　　　　　　　　　　B. 马凡氏综合征

　　C. 苯丙酮尿症　　　　　　　　　　　D. 肌阵挛性癫痫伴碎红纤维病

三、简答题

1. mtDNA 有什么结构特点？

2. 线粒体基因组有哪些遗传特点？

3. 线粒体基因突变的主要类型有哪些？举例说明。

第九章　肿瘤与遗传

学习目标：

1. 掌握癌基因、抑癌基因的概念。
2. 熟悉肿瘤发生的遗传机制。
3. 了解肿瘤发生的遗传现象。
4. 了解肿瘤细胞的染色体异常。

　　肿瘤（tumor）是一种常见病、多发病，可分为良性肿瘤和恶性肿瘤两大类，一般把恶性肿瘤称为"癌"。据统计，全世界每年约有 500 万人死于癌症，在我国城镇居民疾病死亡原因中，癌症也已占据首位。我国常见的恶性肿瘤有胃癌、肝癌、肺癌、食道癌、直结肠肛门癌、白血病、淋巴癌、子宫颈癌、鼻咽癌、乳腺癌及膀胱癌等。其实，癌症在历史早期阶段就有发生。20 世纪 80 年代末，德国科学家曾对 7000 年前一座石器时代的古墓进行考古研究，在出土的 80 具人体骨骼残骸中发现约 1/5 的尸体上留有患恶性肿瘤的痕迹。从这些痕迹部位可以判断，其中有肺癌、乳腺癌、前列腺癌等。估计这里可能是当时集中埋葬重病死亡者的墓地，因此，这座古墓中的癌症患者较多。由此可见，癌症的发生由来已久。

　　分子遗传学研究表明，所有恶性肿瘤都是基因突变的结果。肿瘤的遗传物质改变除视网膜母细胞瘤等少数外，大都发生在体细胞内。在此基础上，体细胞才能去分化并无限制地增生形成肿瘤细胞，再经过促进和发展等过程形成各种肿瘤。可见，肿瘤是体细胞遗传病。肿瘤的病因十分复杂，对肿瘤发生、发展的大量研究表明，许多物理、化学和生物等环境因素，如电离辐射、黄曲霉素、病毒等均能诱发肿瘤的发生，但并不是所有接触致癌原的个体都会发生肿瘤。这表明，肿瘤的发生存在个体易感性的差异，而易感性在很大程度上是遗传因素决定的，可见肿瘤和其他许多疾病一样，其发生是环境因素和遗传因素共同作用的结果。

第一节　肿瘤发生的遗传现象

一、肿瘤发生的种族差异

　　种族是在地理、文化和遗传背景等方面存在隔离的人群，不同种族之间的遗传素质存在一定的差异，一些肿瘤的发病率在不同种族中也不尽相同，不同人种存在不同的高发肿瘤。如中国人的鼻咽癌发病率居世界各民族之首，比日本人高 60 倍，比印度人高 30 倍，移居美国的华人鼻咽癌的发病率比美国白人高 34 倍，表明这种高发病率的差异不因种族人的移居、混居或生活习惯、社会环境的改变而改变。而其他一些肿瘤的发生也有类似的情况，如欧美国家人群中乳腺癌发病率较高；黑人很少患 Ewing 肉瘤、睾丸癌、皮肤癌；日本妇女虽患乳腺癌比白人少,但松果体瘤的发病率比其他民族高 10 多倍。种族差异的基础主要是遗传因素的差异,由此可见,遗传因素在肿瘤发生中起着重要的作用。

二、肿瘤发生的家族聚集性

近年来的调查表明,许多常见的恶性肿瘤,如胃癌、食管癌、乳腺癌等,都有家族聚集现象。肿瘤患者的家属中发生癌症的危险性明显高于普通人群。肿瘤发生的家族聚集性主要表现为癌家族和家族性癌。

（一）癌家族

癌家族（cancer family）是指一个家系的几代中有多个成员患相同器官或不同器官的恶性肿瘤。主要特点为:发病年龄较低,通常呈常染色体显性遗传,其中某类肿瘤的发病率很高等。典型的癌家族是 1913 年 Warthin 首次报道的 G 家族,对该家族的调查开始于 1895年,后来经 Henser（1936）和 Lynch（1965、1971、1976）近 80 年共 5 次的连续调查,获得了较为完整的资料（图 9-1）。该家族中已有 10 个支系,有的支系已达第七代。在 842 名后裔中发现共有 95 名癌患者,其中 48 人患结肠腺癌,18 人患子宫内膜腺癌,有 13 人为多发性肿瘤（占 14%）,19 人的癌发生于 40 岁之前（占 20%）,72 人的双亲之一是癌患者（占 76%）,男性和女性各为 47 人和 48 人,接近 1∶1,没有性别差异,符合常染色体显性遗传的特征。

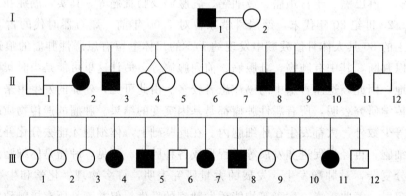

图 9-1　G 家族部分系谱

（二）家族性癌

家族性癌（familial carcinoma）是指一个家族中多个成员罹患同一种类型的肿瘤。其特点是:一般是较为常见的肿瘤,如乳腺癌、结肠癌。这些肿瘤在人群中通常是散发的,但一部分患者有明显的家族史,例如,12%～25% 的结肠癌患者有结肠癌家族史。此外,家族性癌患者一级亲属发病率通常比一般人群高 3～5 倍。尽管这类癌的遗传方式还不是十分清楚,但家族成员对这些肿瘤的易感性明显增高,也说明了遗传因素在肿瘤发生中的重要作用。

三、肿瘤的单基因遗传现象

有些恶性肿瘤是按孟德尔遗传定律的方式遗传的,即为单基因遗传的肿瘤,遗传方式多为常染色体显性遗传。比如视网膜母细胞瘤、肾母细胞瘤、神经母细胞瘤等。

视网膜母细胞瘤（retinoblastoma,RB）是一种眼球视网膜的恶性肿瘤,多见于婴幼儿,发病率为 1/28000～1/15000。肿瘤发生初期可向玻璃体方向生长,形成黄白色不透明的实体,可见黄白色反光,称为"猫眼";也可向脉络膜生长而引起视网膜脱离。肿瘤的恶性程度很高，生长到一定程度时，可导致眼球突出，也可向颅内侵入，还可随血液循环向全身转移。视网膜母细胞瘤分为遗传型和非遗传型两型。遗传型占全部病例的 35%～40%，多为双侧发病，发病年龄较早，可看到多代连续传递，常表现为不规则显性遗传，外显率约为 20%～80%。RB 基因位于 13q14.1，共有 27 个外显子。非遗传型发病年龄较晚，且多为单侧发病。

知识链接

防癌，从自身生活习惯做起

从基因学和细胞学角度分析，癌症是癌基因在外界致癌因素（如饮食、环境等）的刺激下被激活而形成的。研究发现，80% 的癌症都是由不良生活方式引起的。以前日本人胃癌的发病率很高，是美国人的 8 倍，而肠癌的发病率很低，美国人是日本人的 8 倍。当日本人移民到美国后，后代出生在美国，生活方式发生了改变，下一代得胃癌的比例明显下降，得肠癌的比例却明显升高。等到了孙子辈，胃癌和肠癌的发病率已经和美国人一样了。可见癌症的发生与生活习惯密切相关。

所以，正如古书所言，"正气存内，邪不可干"。注意调节饮食，加强体育锻炼，避开致癌的不良因素，养成良好的生活习惯，将有助于我们防止癌症的发生。

第二节　染色体异常与肿瘤

自从细胞遗传学开始应用于人类恶性肿瘤的研究以来，频发、复杂的染色体变化就一直备受关注。研究结果证实，大多数人类恶性肿瘤伴有染色体数目或结构的异常。1960 年，Nowell 和 Hungerford 在美国费城报道慢性粒细胞性白血病（chronic myelocytic leukemia, CML）患者存在 Ph 染色体（也称为费城染色体），首次证明了一种肿瘤与一种特异性染色体畸变之间的关系。目前，分子生物学技术在肿瘤研究中已经广泛应用并取得了突破性的成果，但染色体改变与恶性肿瘤发生发展之间的关系仍不失为人类癌症研究中的一个重要领域。

知识链接

肿瘤中的干系与旁系

一个肿瘤的细胞群，可以是单克隆构成，也可以存在多个克隆，其中占主导数目的克隆构成干系，干系肿瘤细胞的染色体数目称为众数。多克隆细胞群肿瘤中占非主导数目的克隆称为旁系。在肿瘤的发展过程中，由于内外环境的改变，干系可以转变为旁系，旁系也可以转变为干系。有的恶性肿瘤没有明显的干系，有的可以有两个或三个以上的干系。对于有干系的肿瘤来说，肿瘤的生长主要是干系增殖的结果。

一、肿瘤细胞染色体数目的改变

实体瘤的染色体数目改变多在二倍体上下或在三倍体、四倍体之间，多属继发性改变，常见于进展期或晚期。癌性胸腹水中癌细胞染色体数目变化更大，常超过四倍体。癌细胞染色体数目的增减并不是随机的，许多肿瘤比较常见的是 8 号、9 号、12 号、21 号染色体的增多和 7 号、22 号及 Y 染色体的减少。染色体数目变化的大小并不与肿瘤的恶性程度成比例，如胃癌细胞可能只有 1～2 条染色体的改变，但其恶性程度颇高。另外，在同一肿瘤中，各肿瘤细胞的染色体数目也不完全相同，甚至差别很大。

二、肿瘤细胞染色体结构的改变

肿瘤细胞核型中也频发染色体的结构畸变，包括易位、缺失、重复、环状染色体和双着丝粒染色体等。染色体由于断裂与重接，形成一些结构特殊的染色体，称为标记染色体（marker chromosome）。标记染色体分非特异性标记染色体和特异性标记染色体两种。前者只见于某一肿瘤的少数细胞，或在不同肿瘤中均可见到，即不具代表性；后者在一种肿瘤中恒定反复出现于多个细胞内，具有特定的形态，对该肿瘤具有代表性。通常所说的标记染色体就是指的特异性标记染色体，特异性标记染色体的存在支持肿瘤细胞单克隆起源的理论。

目前发现的最具特征的标记染色体是慢性粒细胞性白血病的 Ph 染色体和 Burkitt 淋巴瘤的 $14q^+$ 染色体。

Ph 染色体是慢性粒细胞性白血病 CML 患者核型中一个很小的近端着丝粒染色体，是 9 号和 22 号染色体相互易位形成的（图 9-2），即 9 号染色体长臂末端的一段易位于 22 号染色体长臂，形成一个小于 G 组的异常染色体。大约 95％的慢性粒细胞性白血病患者具有该染色体（即 Ph 染色体阳性），因此可作为诊断依据，也可用于区别临床症状相似但 Ph 染色体阴性的其他血液病。Ph 染色体可见于慢性粒细胞性白血病早期患者的骨髓细胞中，其出现先于临床症状，所以具有早期诊断的价值。此外，Ph 染色体的减少和消失又可作为判断治疗效果的一种指标。

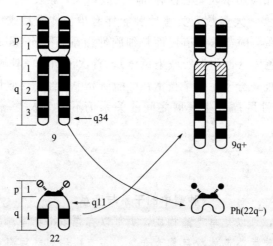

图 9-2　CML 患者的 Ph 染色体形成

$14q^+$ 染色体可见于 75％～90％的 Burkitt 淋巴瘤病例中。$14q^+$ 染色体是 8 号和 14 号染色体相互易位形成的一条长臂增长的 14 号染色体，即 t（8；14）（q24；q32）（图 9-3）。

除上述两种高度特异性的标记染色体外，肿瘤的特异性标记染色体还有：视网膜母细胞瘤中的 $13q14^-$，脑膜瘤中的 $22q^-$ 或 -22，急性白血病中的 -7 或 $+9$，结肠息肉中的 $+8$ 或 $+14$，Wilms 瘤中的 11 号染色体短臂缺失，即 del（11p13→14），黑色素瘤中的 $+7$ 或 $+22$ 等。

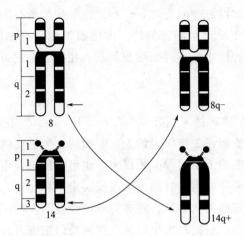

图 9-3 Burkitt 淋巴瘤患者的 14q$^+$ 染色体形成

三、肿瘤与染色体的不稳定性

有些遗传病患者容易自发或诱发染色体的断裂和重排，同时他们患肿瘤的机会比正常人高得多，这表明染色体的不稳定与肿瘤的发生有一定的关联。这些疾病多具有常染色体隐性、常染色体显性、X 连锁隐性的遗传特性，如 Bloom 综合征、Fanconi 贫血、共济失调性毛细血管扩张症等。

Bloom 综合征（Bloom syndrome，BS）是一种常染色体隐性遗传病，该病的编码基因定位于 15 号染色体长臂，该基因的突变是 Bloom 综合征患者发病的分子遗传学基础。患者多见于东欧犹太人的后裔，发病具有明显的种族差异性。患者身材矮小，慢性感染，免疫功能缺陷，有面部毛细血管扩张和日光敏感性红斑，且多在 30 岁前发生各种肿瘤和白血病。患者外周血培养细胞有各种类型的染色体畸变，姐妹染色单体交换率也比正常人高 10 倍。染色体不稳定性或基因组不稳定性是 Bloom 综合征患者细胞遗传学的显著特征。

第三节 肿瘤发生的遗传机制

机体内细胞的生长和分化受到严格和精细的控制，在某些情况下，细胞摆脱了正常调控而进行异常分裂增殖，就将形成肿瘤。我们只有揭示肿瘤发生的机制，才能最终攻克肿瘤。

一、肿瘤的单克隆起源假说

肿瘤的单克隆起源假说认为，肿瘤细胞是由单个突变细胞增殖而形成的，即肿瘤是突变细胞的单克隆增殖细胞群。肿瘤的细胞遗传学研究结果表明，所有的肿瘤几乎都是单克隆起源，即患者的所有肿瘤细胞都起源于一个前体细胞。最初是一个关键的基因突变或一系列相关事件导致单一细胞向肿瘤细胞转化，随后产生不可控制的细胞增殖，最后形成肿瘤。

女性 X 连锁基因的分析为肿瘤的单克隆起源学说提供了直接的证据。女性体细胞含两条 X 染色体，在早期胚胎形成中有一条随机失活，因此，女性在细胞构成上来说是嵌合的，一部分细胞中父源 X 染色体失活，另一部分细胞中则是母源 X 染色体失活。如果父源 X 染色体上的基因与母源 X 染色体上的等位基因不同，就可区分这两种细胞。如葡萄糖-6-磷酸脱氢酶（G6PD）基因是 X 连锁的，杂合子个体一条 X 染色体上有一个野生型 G6PD 基因，另一条 X 染色体上相应的等位基因失活，失活的 X 染色体可以通过依赖于 G6PD 活性的细胞染色检测出来。在研究女性肿瘤时发现，一些恶性肿瘤的所有癌细胞都含有相同失活的 X 染色体，这表明它们起源于单一细胞。另外，淋巴瘤细胞含有相同的免疫球蛋白基因或 T 细胞受体基因重排，同一肿瘤中所有肿瘤细胞都具有相同的标记染色体等都证明肿瘤的单克隆特性。

二、二次突变假说

20 世纪 70 年代，阿尔佛雷德·克努森（Alfred Knudson）在研究视网膜母细胞瘤的发病机制时，提出了二次突变假说。该学说认为，肿瘤的发生需要两次或两次以上的突变。第一次突变可能发生在生殖细胞或由父母遗传得来，也可能随机发生在体细胞，第二次突变则均发生在体细胞。两次突变所发生的时期或阶段就决定了肿瘤是否为遗传型。

遗传型的视网膜母细胞瘤发病很早，并多为双侧性或多发性，这是因为患儿出生时全身所有细胞已有一次基因突变，只需在出生后某个视网膜母细胞再发生一次突变即可转变为肿瘤细胞，所以会表现出双侧性或多发性。非遗传型视网膜母细胞瘤的发生则需要同一个细胞在出生后积累两次突变，而且两次都发生在同一个位点。而一个细胞在其个体生长发育过程中连续发生两次体细胞突变的概率非常小，所以非遗传型往往发病迟，并具有散发性、单发性和单侧性等特点。

二次突变学说最初用来分析视网膜母细胞瘤、肾胚胎细胞癌等儿童肿瘤的发病原因和规律，曾得到比较满意的临床检验效果，而后被广泛用于分析各种肿瘤的发生。但该学说对于肿瘤发生中的各种遗传因素和环境因素的影响作用解释得较为粗糙，不能作具体分析。

三、肿瘤的多步骤遗传损伤学说

美国麻省理工学院的 Land 等人在 1983 年发现，若只用 EJ-HA-RAS 癌基因转染，仅能诱导体外培养的大鼠胚胎成纤维细胞发生过量增殖，但并不出现癌变。然而，若将 RAS 癌基因与 v-myc 病毒癌基因共同转染，则能使这些细胞转化为癌细胞。由此可见，细胞的癌变至少需要两种致癌基因的联合作用，一个基因的改变只完成其中的一个步骤，另一些基因的变异最终完成癌变的过程。这个观点得到了越来越多的实验结果的证实，并逐渐发展为多步骤致癌假说，也称多步骤损伤学说。

按照肿瘤的多步骤遗传损伤学说，细胞癌变往往需要多个肿瘤相关基因的协同作用，要经过多阶段的演变，其中不同阶段涉及不同的肿瘤相关基因的激活与失活。这些基因的激活与失活在时间和空间上有一定的秩序，肿瘤细胞表型的最终形成是这些被激活与失活的相关基因共同作用的结果。在肿瘤发生的起始阶段，原癌基因激活的方式主要表现为逆转录病毒的插入和原癌基因点突变，而演进阶段则出现染色体重排、基因重组和基因扩增等激活方式。不同肿瘤发生时其癌基因活化的途径不同，其变化形式可概括为转录水平发生改变和转录产物的结构发生改变。总之，各种原癌基因的异常表达，导致细胞分裂与分化的失控，通过多阶段演变而转化为肿瘤。

四、癌基因与抑癌基因

基因的改变是肿瘤起源与发展的分子基础，与肿瘤发生密切相关的基因可分为两大类：一类是癌基因（oncogene），其表达产物对细胞的增殖起正调节作用，表达产物发生结构改变或表达过度，都会引起细胞的过度增殖；另一类是抑癌基因，其表达产物对细胞的增殖起抑制、负调节作用，当它们的结构与功能改变时，则失去了对细胞增殖的负调节作用，同时可产生促使细胞增生的信息。这两种基因对细胞的作用相反，它们中的任何一种或两种共同改变时，都会导致肿瘤的发生。

（一）癌基因

1. 病毒癌基因与细胞癌基因

一般情况下，癌基因是指与细胞恶变有关的基因序列。

病毒癌基因（viral oncogene，v-onc）是指存在于病毒基因组内可使受感染的宿主细胞发生癌变的序列，病毒癌基因不编码病毒的结构成分，对病毒的复制也无作用，但可以使宿主细胞持续增殖而恶变，如 Rous 肉瘤病毒中的 src 基因。

细胞癌基因（celluar oncogene，c-onc）是指存在于正常细胞基因组内与病毒癌基因具有同源性的基因，由于 c-onc 在正常细胞中只是调控细胞增殖，并不具致癌活性，因此也称为原癌基因（proto-oncogene）。原癌基因在正常状态下不会导致肿瘤，但当受到某些因素的刺激时，可被激活成癌基因而异常表达，导致细胞持续增殖并出现恶性转化。如人类 8 号染色体上的 c-myc 基因。

2. 原癌基因的激活

原癌基因多编码调控细胞生长的蛋白质，本身并无致癌作用，但具有转化的潜能。在病毒感染、化学致癌物或辐射等致癌因素作用下可被激活，成为导致细胞恶性转化的癌基因。原癌基因可通过多种方式被激活。

（1）点突变　原癌基因由于碱基替换而产生异常的基因产物，或者使基因摆脱正常的调控而过度表达，导致细胞持续增殖，即突变使原癌基因激活。在人膀胱癌细胞株中，由于 c-ras 的 12 位密码子 GGC 变为 GTC，使编码的甘氨酸变为缬氨酸，产生了能刺激细胞发生转化的异常蛋白，结果使细胞出现转化细胞的特征。

（2）原癌基因的扩增　原癌基因通过复制可使其拷贝大量增加，基因过度表达，导致细胞恶性转化。原癌基因扩增通常在某一特定染色体区域复制时发生，该区域产生一系列重复 DNA 片段，形成均染区（homogeneously staining region，HSR）。若染色体区域重复复制的片段脱离染色体后，形成非常小的成双的无着丝粒染色体，称为双微体（double minute，DM）。研究发现，在 40% 的神经母细胞中，N-myc 原癌基因被扩增了 200 倍以上。在人类肿瘤中，约有 95% 的病例有 DM 或 HSR。

（3）染色体断裂与重排　由于染色体的断裂与重排，导致原癌基因在染色体上的位置发生改变，使原来无转录活性或低表达的癌基因易位到一个强大的启动子、增强子附近，或改变了原癌基因的结构，与其他高表达的基因形成融合基因，进而原癌基因的正常调控作用减弱，被激活而具有恶性转化的功能。如 Burkitt 淋巴瘤的 t（8；14）易位中，细胞癌基因 myc 由 8 号染色体易位到 14 号染色体的免疫球蛋白重链基因附近，由于免疫球蛋白基因是一个相当活跃的基因，它有一个非常强大的启动子，使易位来的 myc 基因摆脱正常的调控机制而增强表达，转录活性提高，增多的 myc 蛋白使一些控制生长的基因活化，最终导致细胞恶变。几乎 100% 的慢性粒细胞性白血病（CML）患者都存在 t（9；22）染色体，这种易位使 22 号染色体失去大部分长臂而与第 9 号染色体长臂的远端相连，并形成一种结构与功能异常的融合基因 bcr-abl，它编码的蛋白质能促成细胞的恶性转化。

（二）抑癌基因

抑癌基因也称肿瘤抑制基因或抗癌基因（anti-oncogene），是一类抑制细胞过度生长、增殖，从而遏制肿瘤形成的基因。一般来讲，在细胞增殖调控中，大多数原癌基因具有促进作用，而抑癌基因则具有抑制作用。这两类基因相互制约，维持细胞的正常生理功能。Rb基因是一个典型的抑癌基因。在研究视网膜母细胞瘤时，发现 13 号染色体长臂有缺失，推测此处有抑癌基因，对缺失部位的进一步分析发现了 *Rb* 基因。*Rb* 基因的缺失或功能丧失不仅见于视网膜母细胞瘤，而且还见于骨肉瘤、小细胞肺癌、乳腺癌等肿瘤中。

知识链接

p53 基因

　　p53 基因是一种肿瘤抑制基因，在 50％ 以上的人类恶性肿瘤中均发现了 *p53* 基因的突变，这是肿瘤中最常见的遗传学改变。*p53* 基因位于人类 17 号染色体短臂，含 11 个外显子，其转录翻译编码的野生型 *p53* 蛋白是一种转录因子，由 393 个氨基酸残基组成，分子量为 53KD，控制着细胞周期的启动。*p53* 基因在正常情况下对细胞分裂起着减慢或监视的作用。如果发现有 DNA 损伤，*p53* 蛋白会阻止 DNA 复制，以提供足够的时间使损伤 DNA修复。如果修复失败，*p53* 蛋白则诱导细胞凋亡。现已认识到，引起肿瘤形成或细胞转化的*p53* 蛋白是 *p53* 基因突变的产物，是一种肿瘤促进因子，它可以消除正常 *p53* 的功能，失去对细胞增殖的控制，导致细胞癌变。

五、肿瘤转移基因与肿瘤转移抑制基因

　　在肿瘤发生发展的复杂过程中，经常涉及多种因素的改变，除了癌基因的激活和抑癌基因的失活外，在肿瘤的转移过程中还存在肿瘤转移基因（metastatic genes）和肿瘤转移抑制基因（metastasis suppressor genes）的影响。

（一）肿瘤转移基因

　　肿瘤转移基因是指其表达和改变能够促进和导致肿瘤细胞发生转移的基因。如整合素是一类细胞表面的黏附受体，能识别细胞基质中的黏附蛋白，起固定细胞并抑制其迁移的作用。这些受体基因的突变和失去功能将有利于癌细胞的转移。

　　癌细胞的浸润能力与其分泌的能降解基质的蛋白有关，已知内糖苷酶和Ⅳ型胶原酶能降解基底膜中的相应成分，增加癌细胞侵袭基底膜的能力。用癌基因或突变了的抑癌基因的片段转染培养中的细胞，都可提高这些细胞的浸润和转移能力。

（二）肿瘤转移抑制基因

　　肿瘤转移抑制基因是指能抑制肿瘤转移形成的基因，不同的肿瘤转移抑制基因在肿瘤转移的不同阶段起不同的作用。如金属蛋白组织抑制因子基因（TIMP）编码一种糖蛋白，能结合与转移密切相关的胶原酶，降低癌细胞的侵袭和转移能力。

● 问题探讨

　　当今主流的肿瘤发生学说，除本章中介绍的几种之外，还有细胞凋亡学说、染色体畸变假说、肿瘤干细胞假说等，基本上都集中在遗传物质的研究方面，那么遗传物质的研究能解决肿瘤问题吗？

　　数十年来在肿瘤发生的多种学说的指导下，已发现很多肿瘤相关基因，开发出多种治疗手段，但仍未能从根本上解决肿瘤的问题。有人认为机体中的遗传物质只是决定细胞命运的物质基础，提供了细胞出现各种疾病的可能性，但并不是决定细胞命运的充分条件。细胞质才是生命程序的编译场所，决定着细胞的分化方向和细胞的命运。而细胞所处的微环境通过

对细胞周期和细胞分化方向的调控可以改变细胞的命运。有学者认为环境可能对携带全套遗传信息的细胞核"重编程"，因此，通过设法改变微环境，可诱导或"操纵"癌细胞向正常细胞分化。实验发现肝癌细胞向同系成年动物肝组织移植后，可参与正常肝脏的细胞更新；通过改造细胞外基质微环境，乳腺癌细胞可以发生恶性表型的逆转。

可见，要真正解决肿瘤问题，我们不仅要着手于遗传物质，还要着眼于细胞质及细胞外的微环境等。

目 标 检 测

一、名词解释

1. 癌基因　2. 抑癌基因　3. 癌家族　4. 家族性癌

二、单项选择题

1. 肿瘤发生的二次突变假说认为，第二次突变发生在（　　）。

　　A. 体细胞　　　　B. 生殖细胞　　　C. 原癌细胞　　　　D. 癌细胞

2. 有关原癌基因的描述，错误的是（　　）。

　　A. 正常细胞的固有基因　　　　　　B. 对细胞的生长起抑制作用

　　C. 在正常细胞中以非激活方式存在　D. 环境和遗传因素均可激活原癌基因

3. Rb 基因是（　　）。

　　A. 癌基因　　　　B. 抑癌基因　　　C. 细胞癌基因　　　D. 肿瘤转移基因

4. 存在于正常细胞中，在适当环境下被激活引起细胞恶性转化的基因是（　　）。

　　A. 癌基因　　　　B. 抑癌基因　　　C. 原癌基因　　　D. 抗癌基因

5. Ph 染色体的结构是（　　）。

　　A. $22q^+$　　　　　B. $22q^-$　　　　　C. $9q^+$　　　　　D. t（9；22）（q34；q11）

三、简答题

1. 原癌基因的激活方式有哪些？

2. 癌基因和抑癌基因在肿瘤的发生发展过程中起何作用？

3. 举例说明肿瘤的单克隆起源假说。

第十章　遗传病的诊断、治疗

学习目标：

1. 掌握遗传病诊断的主要方法。
2. 熟悉遗传病治疗的基本方法。
3. 了解遗传病的治疗原则。
4. 了解基因治疗的策略、临床应用及存在问题。

医学遗传学在医学中占有重要地位，原因之一是遗传性疾病对人类健康造成严重的威胁，对遗传病的诊断、治疗已经成了临床医学的重要研究内容。

第一节　遗传病的诊断

遗传病的诊断是一项复杂的工作，医学遗传学是必备的理论基础，同时需要多学科、多技术的共同参与。在诊断遗传病时，除常规诊断方法外，还需采取一些遗传学的特殊诊断方法。

一、了解病史、症状和体征

1. 病史

与常规的疾病类似，遗传病的个人病史要了解发病原因、发病年龄、病情进展等情况。采集过程中要特别注意患者或代诉人提供的资料是否完整、准确。除一般病史外，还要注重患者的家族史、婚姻史和生育史。

家族史主要了解本病在家族各成员中的发病情况，家族其他成员的异常、发病年龄及未受累者现在年龄等信息。对患者发病原因、过程、时间、地点以及治疗情况等也应详细记录。

婚姻史主要了解结婚年龄、婚配次数、配偶健康状况以及是否近亲结婚等。

生育史主要了解生育年龄、子女数目及健康状况，有无流产、死产和早产史，还应了解患者出生时有无产伤、窒息，是否收养、过继、非婚生育等情况。

2. 症状和体征

遗传病的症状和体征有和其他疾病相同的，也有其本身的特异性综合征。诊断时除应观察外貌特征，还要注意患者的身体发育快慢、智力发育水平、性器官及第二性征发育状况、肌张力以及出生时啼哭声是否正常等。

有些遗传病具有特有症状和体征，如智力低下同时伴有霉臭尿，提示为苯丙酮尿症；尿液有焦糖味可考虑枫糖尿病；伸舌、眼距宽、鼻梁塌陷等特殊的痴呆面容常提示 Down 综合征。诸如此类疾病较易作出初步判断。

二、系谱分析

系谱是指对某遗传病患者家族各成员的发病情况进行详细调查，再以特定的符号和格式绘制成反映家族各成员相互关系和发病情况的图解。通过系谱分析，可以判断某种病是否为遗传病，是属于哪一种遗传方式（单基因遗传、多基因遗传）。如果是单基因遗传，还可确定是常染色体遗传还是性连锁遗传，是显性遗传还是隐性遗传。进行系谱分析，首先要绘制一个完整、准确的系谱，才能得出正确的结论。因此，在绘制系谱时要注意：家系调查要详细；询问患者家族史时要调查充分；要考虑患者或代述人的文化程度、思维方式、判断能力等因素的影响；判断患者家族成员的患病情况不仅看症状和体征，还要有实验室检查等辅助材料等。进行系谱分析时判断遗传方式要准确，而且还要考虑遗传异质性等因素的影响。

三、细胞遗传学检查

细胞遗传学检查主要指染色体检查，是较早用于辅助遗传病诊断的主要方法，可以直接观察到染色体是否出现异常。

染色体检查，也称核型分析。标本的来源主要取自外周血、绒毛、羊水中胎儿脱落细胞和脐血、皮肤等。20 世纪 70 年代发展起来的染色体显带技术使研究者能准确识别每一条染色体及染色体上的每一个节段。用不同方法处理染色体，可显示不同的染色体带纹，包括 G 显带、Q 显带、R 显带、T 显带、C 显带、N 显带以及限制性内切酶显带等。最常用的为 G 显带，即制备中期染色体标本，用胰酶处理后再用 ciemsa 染液染色，可在光学显微镜下观察到明暗相间的带纹。随着显带技术的发展和高分辨染色体显带技术的出现，可以更加精确地发现染色体数目和结构的异常，使微小的染色体畸变也被检出，为人类染色体研究提供了越来越多的资料。

此外，染色体原位杂交技术也用于染色体检查。即应用生物素、地高辛、荧光等标记的 DNA 片段与玻片上的细胞、染色体、间期核的 DNA 或 RNA 杂交，研究核酸片段的位置和相互关系。中期染色体原位杂交可用于检测染色体微小缺失、插入、易位、倒位等结构异常。

如果有以下情形之一，应该做染色体相关检查：明显智力发育不全；生长发育迟缓或先天畸形的患者；家族中已有染色体异常或先天畸形的个体；夫妇之一有染色体异常者，如平衡易位携带者、嵌合体等；有反复流产史的妇女及其丈夫；原发性闭经和女性不育症患者；无精子症者；身材高大、性情粗暴的男性和男性不育症患者；内外生殖器两性畸形者；孕前和孕期曾接触致畸物的孕妇；35 岁以上的高龄孕妇。

四、生化检查

生化检查是遗传病诊断中的主要方法之一，包括一般的临床生化检验和遗传病的特异性检查。不同类型的遗传病，其遗传缺陷不同，因而生化检查也各不相同。包括中间代谢物或终产物的测定、酶活性检测、受体与配体的检查，还可利用蛋白电泳技术进行基因产物检查等。

酶和蛋白质都是基因的产物，当基因突变导致单基因遗传病时，可通过检测特定的酶和蛋白质的质和量的改变而做出诊断。检测酶和蛋白质的材料主要来源于血液和特定的组织或细胞。例如假肥大型肌营养不良（DMD）可检测血清中磷酸肌酸激酶活性做出诊断。基因突变导致了机体酶的缺陷，引起一系列生化代谢的紊乱，从而使代谢中间产物、终产物和旁路代谢产物发生变化。因此，检测某些代谢产物的质和量的改变也可对患者做出诊断。例如检测血清苯丙氨酸或尿中苯丙酮酸或苯乙酸浓度可诊断苯丙酮尿症；黏多糖病可测定尿中硫酸皮肤素、硫酸乙酰肝素。目前，临床上常用的生物化学检查方法是用于检测酶的缺陷（见

表 10-1）和代谢中间产物。不同遗传病的生化检测可用不同的检测材料。血和尿液因易于采集，且方法不断改进，一直受到检测者的采用。活检组织、粪、阴道分泌物、脱落细胞和培养细胞等也多用于生化检测。

表 10-1　常见的通过酶活性检测诊断的遗传代谢病

疾病名称	所检测的酶	取样的组织
白化病	酪氨酸酶	毛囊
半乳糖血症	半乳糖 1-磷酸-尿苷转移酶	红细胞
苯丙酮尿症	苯丙氨酸羟化酶	肝
进行性肌营养不良	磷酸肌酸激酶	血清
糖原贮积病 I 型	葡萄糖-6-磷酸酶	肠黏膜
糖原贮积病 II 型	α-1,4-葡萄糖苷酶	皮肤成纤维细胞

五、基因诊断

1978 年，美籍科学家 Y. W. Kan 等利用限制性片段长度多态性（restriction fragment length polymorphism，RFLP）技术成功地对镰形细胞贫血进行了产前诊断，标志着遗传病的诊断进入了基因诊断的新时期。基因诊断是指利用分子遗传学技术在基因水平（DNA 或 RNA）上对某一基因进行突变分析，从而对特定的疾病进行诊断。与传统的诊断方法相比，基因诊断具有以下特点：直接对基因诊断，高度的特异性和灵敏性，早期诊断性。基因诊断不仅可对已发病的患者做出诊断，还可以在发病前做出症状前基因诊断，也能对有患遗传病风险的胎儿做出生前基因诊断。常用的基因诊断方法有核酸分子杂交、聚合酶链反应、DNA 测序、DNA 芯片等。

1. 核酸分子杂交

核酸分子杂交（molecular hybridization of nucleic acid）是应用已知带有某种标记的核酸单链作为探针，在一定条件下，与待测样品的核酸片段进行杂交，来确定靶序列是否存在及其分子大小，还可以进行相对定量。包括斑点杂交、原位杂交、Southern 印记杂交、Northern 印记杂交等技术。其中 Southern 印记法主要用于基因组 DNA 的分析，Northern 印记法用于检测样品中 RNA 的种类和含量。近年来对肺癌的细胞遗传学研究表明，肺癌患者常存在 ras、myc、erb 和 src 癌基因的过表达，可用 Northern 印记法检测和分析 RNA，在基因水平诊断肺癌。

2. 聚合酶链反应

聚合酶链反应（polymerase chain reaction，PCR）是模拟体内条件下 DNA 聚合酶特异性扩增某一 DNA 片段的技术，由美国 Cetus 公司（Mullis K 等）于 1985 年建立。PCR 反应体系通过变性、退火、延伸的循环过程，可在短短 2～3h 内使特定的基因或 DNA 片段扩增数十万乃至百万倍以上，缩短了诊断时间。PCR 具有灵敏度高、特异性好、操作方便、结果准确可靠、反应快速等优点。PCR 常结合其他技术进行基因诊断。

（1）PCR-ASO　等位基因特异性寡核苷酸探针杂交，简称为 ASO。根据已知的基因突变位点的核苷酸序列，人工合成与野生型或突变型基因序列互补的两种探针，分别与备件样品中 DNA 分子进行杂交，从而检测和鉴定基因突变。如果已知突变类型，可用 PCR-ASO法判断突变的纯合子或杂合子。

（2）PCR-RFLP　限制性片段长度多态性（RFLP）是由于 DNA 多态性，导致某一限制性酶切位点的增加或消失，使酶切产生的片段长度和数量发生变化。PCR-RFLP 是将

PCR 与 RFLP 结合的一种检测技术，首先设计引物，PCR 扩增目标 DNA，然后利用限制性内切酶酶切，最后通过电泳图谱判断结果。镰形细胞贫血是因 β 珠蛋白基因缺陷引起，β 珠蛋白链的第 6 位密码子由 GAG 变为 GTG（A→T）形成了突变基因，通过 PCR-RFLP 可进行诊断。先用 PCR 从患者基因组 DNA 扩增含突变位点的珠蛋白基因片段，再选择适当的限制性内切酶水解 PCR 产物，根据酶切产物在电泳图谱上的片段数量和大小做出判断。可用限制性内切酶 $Mst\,II$ 检测，基因突变使正常存在的 $Mst\,II$ 切点消失，因而正常情况下切割产生 1.15kb DNA 片段，患者则产生 1.35kb DNA 片段，如果是杂合体，形成 1.15 和 1.35 两个片段（图 10-1）。血友病 A 是由于凝血因子 Ⅷ 基因缺陷，可通过产前诊断检出有部分基因缺失的男性患者和女性携带者。对该基因的诊断也可通过 PCR-RFLP 分析，在基因内侧及旁侧有多组 RFLP 位点可供基因诊断。

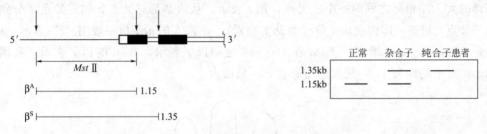

图 10-1　镰形细胞贫血的基因诊断

除以上两种技术，还有 RT-PCR（反转录 PCR）、PCR-SSCP（单链构象多态性）等等。

3. DNA 测序

DNA 测序即测定 DNA 中碱基的顺序。可用来检测基因的突变部位和类型，是目前最基本的检测基因突变的一种方法。采用 PCR 技术扩增出相应基因的特异性 DNA 片段，再进行序列分析，检查基因的变异情况，即可对疾病进行精确的基因诊断。

4. DNA 芯片

DNA 芯片也称微阵，是近年来发展十分迅速的一种高效准确的 DNA 序列分析技术。基本过程是把上万种寡核苷酸或 DNA 样品有规律地排列于玻片、硅片或尼龙膜等固相支持物上，通过激光共聚焦显微镜获取信息，电脑系统分析所得资料，来检测基因的表达水平、突变和多态性。DNA 芯片可同时检测多个基因乃至整个基因组的所有突变，可用于大规模筛查由基因突变所引起的疾病。

六、皮肤纹理分析

人体某些特定部位如指（趾）、掌（跖）皮肤真皮乳头向表皮突起，形成许多整齐的乳头线称为"嵴纹"，嵴纹间的凹陷部分称为"皮沟"。嵴纹和皮沟在指（趾）、掌（跖）表面形成纹理，称为皮肤纹理，简称皮纹。人类的皮纹属于多基因遗传性状，于胚胎第 14 周形成，一旦形成终生不变，因此皮纹具有特异性和高度的稳定性。近年来，随着对染色体遗传病的研究，人们发现染色体病患者往往出现皮纹的特异性变异，因而皮纹分析成为遗传病的辅助诊断方法。

1. 指纹

指纹是指手指末端腹面的皮肤纹理。皮肤纹理中三组不同走向的嵴纹汇聚在一处呈"Y"形或"人"字形者，称为三叉点。根据三叉点的有无、数目，指纹可分为三种：弓形纹、箕形纹、斗形纹（参见实验六）。

2. 嵴纹计数

自指纹的中心点至三叉点画一直线，计算该直线跨过的嵴纹数目，即为嵴纹计数。弓形纹无三叉点，其嵴纹数为0。箕形纹有一个三叉点，有一个嵴纹数。斗形纹有2个三叉点，所以计算二个嵴纹数，然后取两者中较大的数为准。将左右两手十个手指嵴纹数相加，即得总指嵴纹数（total finger ridge count，TFRC）。

3. 掌纹

指手掌中的皮肤纹理。掌纹可分成五个部分（图10-2）：①大鱼际区，位于拇指下方。②小鱼际区，位于小指下方。③指间区，从拇指根部至小指根部的间区。分别记作 I_1 ～ I_4。④三叉点及四条引线。由2、3、4、5指基部的三叉点 a、b、c、d 引出 A、B、C、D 四条引线（A 通向小鱼际边，B、C 通向 I_4 区，D 通向 I_2 区）。⑤ atd 角。位于正常人手掌基部的大、小鱼际之间的一个三叉点，用 t 表示。从指基部三叉点 a 和三叉点 d 分别画直线与三叉点 t 相连，即构成 atd 角（参见实验六）。正常人的 atd 角一般用"t"表示，t 的位置移近掌心，则 $\angle atd$ 增大。$\angle atd$ 在 $45°$～$56°$ 之间以 t' 表示，$>56°$ 时以 t'' 表示。我国正常人的 atd 角平均约为 $41°$，先天愚型患者 atd 角增大。

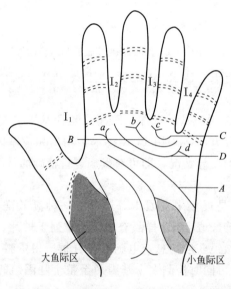

图 10-2　掌纹

4. 掌褶纹

指手掌的关节弯曲活动处明显可见的褶纹，正常人的手掌褶纹有三条：远侧横褶纹、近侧横褶纹和大鱼际纵褶纹。根据三条褶纹走向的不同，可分为五种类型，即普通型、通贯掌、悉尼手、变异Ⅰ型和变异Ⅱ型（参见实验六）。掌褶纹的变化在某些遗传病的诊断中有一定价值。

5. 脚拇趾球区纹型

人类的脚趾和脚掌上也有皮纹，目前仅对拇趾球区皮纹了解较多。按照皮纹的走向可分为七种类型：远侧箕形纹、斗形纹、腓侧箕形纹、胫侧箕形纹、近侧弓形纹、腓侧弓形纹、胫侧弓形纹（图10-3）。

6. 皮纹检查的临床意义

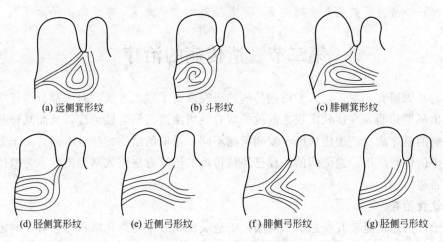

图 10-3　拇趾球区的皮纹类型

(a) 远侧箕形纹　　(b) 斗形纹　　(c) 腓侧箕形纹

(d) 胫侧箕形纹　　(e) 近侧弓形纹　　(f) 腓侧弓形纹　　(g) 胫侧弓形纹

　　某些染色体疾病多表现有皮纹变化（表 10-2）。但这种变化是非特异性和专一性的，因此，皮纹分析只能作为遗传病诊断中一种辅助检查手段或疾病初筛的参考，要准确诊断，还必须结合临床诊断及染色体检查等方法。

表 10-2　主要染色体病患者的皮纹特征

特征	正常人群/%	先天愚型/%	18-三体/%	13-三体/%	5P-/%	45,X/%
指纹中弓形纹数＞7	1	—	80	多见	—	—
指纹中斗形纹数＞8	8	—	—	—	32	—
TFRC 数值	—	—	低	低	—	≥200
第 5 指仅一条指褶纹	0.5	17	40	—	—	—
通贯掌（双手）	2	31	25	62	35	—
三叉点 t'	3	82	—	—	—	多见
三叉点 t''	3	—	25	81	80	—
A 线指向大鱼际区	11	—	—	91	—	57
拇趾球区胫侧弓形纹	0.5	72	—	—	—	—

　　目前，临床上的遗传病诊断可分为临症诊断、症状前诊断和出生前诊断，以上诊断方法可选择应用于各阶段的诊断过程中。

知识链接

遗传病要"早诊断、早治疗"

　　据报道，广东一个原本健康的 7 岁男孩，有一天爬楼梯时浑身乏力，摇摇晃晃，经广州儿童医院诊断患上了罕见的 ALD 病（肾上腺脑白质营养不良症）。这是一种遗传因素所致的中枢神经系统正常髓鞘生长受累的疾病，属于 X 连锁隐性遗传，发病率大约为十万分之一，一旦出现症状，死亡率很高，如果早期干预，有望长时间存活。如果发现儿童期的孩子出现脑部发育不良、色素沉着、血压低、走路不稳、智能发育低、癫痫抽搐等症状，一定要及时带孩子去医院检查，排除 ALD 病。一些 ALD 病情发展较慢的儿童，通过药物和物理治疗，早期干预，可以改善他们的发病症状，提高他们的生活能力。但这些都治标不治本，孩子的病情还是会加重。干细胞转基因治疗也许是一种有效的治疗方法，但是目前仍只是在试验阶段。许多遗传病都是儿童期发病，家长应做到"早发现、早诊断、早治疗"。

第二节　遗传病的治疗

随着对基因研究的深入，人们对遗传病的研究取得了很大进展，对于部分遗传病已能够准确地做出早期诊断，在症状出现之前就采取有效措施进行预防性治疗，从而减轻甚至消除某些遗传病的临床症状。遗传病由于发病机制不同，采取的治疗方法也不同。由于分子生物学在医学中的广泛应用，遗传病的治疗已经从传统的治疗方法跨入基因治疗，为遗传病的根治带来了希望。

一、饮食治疗

饮食治疗的原则是禁其所忌。如对酶缺乏造成底物或中间产物堆积的患者，制定特殊食谱，以控制底物或中间产物的摄入，达到治疗的目的。1953 年，Bickle 等首次用低苯丙氨酸饮食疗法治疗苯丙酮尿症患儿，治疗后患儿体内苯丙氨酸明显减少，症状缓解。在出生后 3 个月内，给患儿低苯丙氨酸饮食，如大米、大白菜、菠菜、马铃薯等，可促使婴儿正常生长发育。遗传性葡萄糖-6-磷酸脱氢酶缺乏症，临床表现为溶血性贫血，严重时可危及生命。这类病人对蚕豆尤其敏感，进食蚕豆后即可引起急性溶血性贫血，故又称"蚕豆病"。对这类患者应严格禁食蚕豆及其制品。目前，已针对不同代谢病设计出 100 多种奶粉和食谱。饮食治疗不仅应用于临症患者治疗，还可用于产前治疗。例如，对患有半乳糖血症风险的胎儿，在孕妇的饮食中控制乳糖和半乳糖的摄入，胎儿出生后再禁用乳和乳制品喂养，患儿会正常发育。患儿年龄越小，饮食治疗的效果越好。

二、药物治疗

药物治疗的原则为"补其所缺，去其所余"。

1. 补其所缺

对于分子病及遗传性酶病，一般是因蛋白质或酶的缺陷引起，故补充缺乏的蛋白质、酶或其代谢终产物予以治疗。例如，先天性无丙种球蛋白血症患者，补充丙种球蛋白制剂，可使感染次数明显减少。再如，脑苷脂病患者，给予注射 β-葡萄糖苷酶制剂，可使患者肝和血液中的脑苷脂含量降低，缓解症状。为了更好地发挥治疗作用，在临床上常将纯化酶制剂装入载体再输入给患者，以防止受到机体免疫功能的作用而被破坏。此外，甲型血友病患者给予抗血友病球蛋白、垂体性侏儒症患者给予生长激素、糖尿病患者注射胰岛素、家族性甲状腺肿大患者给予甲状腺制剂等，均可明显改善症状。

2. 去其所余

对于因酶促反应障碍使体内代谢产物贮积过多的疾病，可采取一些方法将过多毒物排除或抑制其生成。可以使用螯合剂、促排泄剂、代谢抑制剂、血浆置换或血浆过滤、平衡清除法等减少体内多余毒物，来缓解患者的症状。如肝豆状核变性（Wilson 病）是一种铜代谢障碍遗传病，遗传方式为常染色体隐性遗传，患者细胞内由于铜离子堆积造成肝硬变、脑基底节变性及肾功能损害等，给患者服用 D-青霉胺，可与铜离子结合形成螯合物，加速患者体内细胞中堆积的铜离子的清除。治疗家族性高胆固醇血症可给患者口服消胆胺，消胆胺可结合肠道中的胆酸排出体外，并可使胆固醇更多地转化为胆酸排出体外，来降低患者血中胆固醇水平。

三、手术治疗

如果遗传病患者出现了机体器官的损伤，可通过手术矫正、器官移植等来进行治疗。例如球形红细胞增多症，由于遗传缺陷使患者的红细胞膜渗透脆性明显增高，红细胞呈球形。这种红细胞在通过脾脏的脾窦时极易被破坏而引起溶血性贫血，可以实施脾切除术，脾切除后虽然不能改变红细胞的异常形态，但却可以延长红细胞的寿命，获得治疗效果；先天性心脏病可通过手术矫正心脏畸形；运用手术的方法还可修补缝合唇裂、腭裂，切除多指（趾）等。通过器官移植可替换病变或失去功能的器官，如对遗传性肾炎患者可进行肾移植；对遗传性角膜萎缩症患者可施行角膜移植术；对胰岛素依赖性糖尿病患者进行胰岛细胞移植；对α_1-抗胰蛋白酶缺乏症患者进行肝移植等。随着医疗技术的发展，不仅对临症患者治疗，还可对产前患有遗传病的胎儿进行宫内手术治疗，例如，对脑积水症胎儿实施子宫内脑室引流术，可防止胎儿的脑组织萎缩。

四、基因治疗

基因治疗是指利用重组 DNA 技术，将外源基因导入目的细胞中，以替代或修补缺陷基因，或抑制基因的过度表达，从而达到治疗遗传病的目的。基因治疗是治疗遗传病的理想方法。

1. 基因治疗的策略

（1）基因修正　指通过特定的方法，如同源重组或靶向突变等，对突变的 DNA 进行原位修复。这是最理想的基因治疗策略，但目前还无法做到。

（2）基因替代　指通过同源重组方法以正常基因取代功能缺陷基因。

（3）基因添加　是通过病毒载体或非病毒载体的方法将正常基因转移到疾病细胞或个体基因组的某个部位上，使其接近正常表达，代替缺陷基因发挥作用。

（4）基因调控调节　可以导入外源基因干扰、抑制有害基因的表达；可以重新打开已关闭的基因，促使有类似功能的基因表达，从而超过或代替异常基因的表达；也可以利用反义RNA 封闭 mRNA，抑制基因的表达等。

知识链接

母爱可改良遗传基因

据报道，加拿大麦基尔大学的基因学家做了一项研究，他们让母老鼠抚育新出生的小鼠，母老鼠舐小老鼠和为它们梳理毛发的时间各不相同。实验结果表明，有母亲抚育的动物更胆大而且更爱冒险。因为，母亲的照顾改变了一种控制大脑对压力反应的基因的表达，导致大脑中海马长出更多的压力受体，从而减少身体对压力的反应。而且这种基因变化是持久的，甚至可以遗传给后代。该项研究表明，母爱可能足以改变我们的遗传密码，使我们更勇敢、更能够面对压力。

2. 基因治疗的方法

（1）目的基因的转移　基因转移的方法包括物理方法、化学方法和生物学方法。物理方法包括直接注射法、电穿孔法、微粒子轰击法等；化学方法包括磷酸钙共沉淀、DEAE-葡聚糖介导法、脂质体介导法等；生物学方法主要是病毒载体介导的基因转移方法。

（2）反义核酸技术　人工合成反义核酸导入靶细胞，使其和 mRNA 互补结合，阻止其翻译成蛋白质而达到治疗疾病的目的。

（3）"自杀基因"疗法　指将编码某种酶的基因（自杀基因）转染到肿瘤细胞中，然后用药物来杀死细胞。导入的"自杀基因"所编码的酶可使这种药物转化为对肿瘤有害的物质，使肿瘤细胞 DNA 不能复制而死亡。

此外，还可将抑癌基因和多药耐药性基因导入靶细胞来治疗疾病。

3. 基因治疗的临床应用

由于多种因素限制，目前只有 20 种遗传病被列为基因治疗的对象。其中部分疾病基因治疗的研究已进入临床试验阶段（表 10-3）。

表 10-3　目前临床试用基因治疗的遗传性疾病

疾病	传递的基因产物	靶细胞或组织	载体
α_1 抗胰蛋白酶缺乏症	α_1 抗胰蛋白酶	呼吸道	脂质体
腺苷脱氨酶缺乏症	腺苷脱氨酶	淋巴细胞	逆转录病毒
囊性纤维化症	囊性纤维化症跨膜调节蛋白	呼吸道	腺病毒·脂质体
家族性高胆固醇血症	低密度脂蛋白受体	肝细胞	逆转录病毒
高雪病	葡萄脑苷酯酶	周围血细胞或造血干细胞	逆转录病毒
慢性肉芽肿	p47PHOX	骨髓细胞	逆转录病毒
亨特综合征	艾杜糖醛酸-2-硫酸	淋巴细胞	逆转录病毒

（1）腺苷酸脱氨酶（ADA）缺乏症　由于 ADA 的缺乏导致 T 淋巴细胞因代谢产物的累积而死亡，引起反复感染等症状。1990 年，美国 Blease 小组对一 4 岁 ADA 缺乏症儿童进行了基因治疗。首先分离患者外周血 T 淋巴细胞在体外培养，一旦 T 淋巴细胞分裂就用含正常 ADA 基因的反转录病毒载体导入这种细胞，然后回输给病人，即用正常的 ADA 基因代替有缺陷的 ADA 基因，使患者的症状得到改善。

（2）乙型血友病　患者凝血因子Ⅸ缺乏，临床表现为易于出血，凝血时间长。我国复旦大学薛京伦等尝试应用反转录病毒载体将Ⅸ因子转移到患者皮肤成纤维细胞中，然后回植入患者皮下，结果显示，患者体内表达Ⅸ，且临床症状有所改善。

（3）肿瘤　细胞因子可用于肿瘤的基因治疗。细胞因子包括白介素 1～18、干扰素、肿瘤坏死因子、粒细胞集落刺激因子等。1991 年，Rosenberg 将肿瘤坏死因子基因通过反转录病毒载体导入体外培养的自体肿瘤浸润淋巴细胞，然后回输给患者，有 5 名晚期黑色素瘤患者进行了临床应用，其中一人肿块完全消失。

（4）囊性纤维化症　囊性纤维化可引起慢性肺病，也可累及胃肠道、胰腺和肝胆系统。应用腺病毒载体导入正常的基因到呼吸道上皮，纠正了囊性纤维化基因缺陷。研究表明，应用腺病毒载体把正常的基因转移到体内胆管上皮细胞内，可使转移基因最初全部在肝内胆管上皮细胞表达。

4. 基因治疗存在的问题

（1）导入基因的稳定性问题　如导入基因的表达不稳定，甚至不表达；靶细胞在复制时，新基因可能会丢失。

（2）导入基因的安全性问题　如引起感染、有益基因的丢失、诱发癌变等问题都有可能出现。

（3）导入基因的高效表达问题　迄今所用导入细胞的目的基因表达率都不高，已有实验室正在研究将高效启动子构建入逆转录病毒载体。

（4）社会伦理道德问题　基因治疗要进一步规范化，而且要宣传基因治疗对人类健康的重要性，取得社会的理解和配合。

临床联系

【病例】某女，已生育一个儿子，发育正常，听力正常，但是智力低下，11岁还不能计数，多动。现又怀孕，想咨询第二胎是否正常。

诊断：医生首先询问病史，发现家族中无类似病例。然后对第一个儿子进行体格检查，发现：耳大，脸长，前额和下颌突出，符合脆性X综合征的症状。染色体检查发现，母亲和患儿均有脆性X染色体。因此，对胎儿进行产前诊断，羊水穿刺获取胎儿细胞进行染色体检查，确定胎儿的染色体核型为 46，XY，fra（x）（q27.3），诊断为脆性X综合征胎儿，医生建议孕妇引产。

目 标 检 测

一、名词解释

1. 基因诊断　　2. 皮肤纹理　　3. 基因治疗

二、单项选择题

1. 家系调查的最主要目的是（　　　）。

　　A. 了解发病人数　　B. 了解疾病的遗传方式　　C. 了解医治效果　　D. 收集病例

2. 不能进行染色体检查的材料有（　　　）。

　　A. 外周血　　　　　B. 排泄物　　　　　　　C. 绒毛膜　　　　　D. 皮肤

3. 生化检查主要是针对（　　　）的检查。

　　A. 病原体　　　　　B. DNA　　　　　　　　C. RNA　　　　　　D. 蛋白质和酶

4. 染色体检查（或称核型分析）是确诊（　　　）的主要依据。

　　A. 单基因病　　　　B. 分子病　　　　　　　C. 染色体病　　　　D. 多基因病

5. 下列（　　　）不是染色体检查的指征。

　　A. 智力低下者　　　　　　　　　　　　　B. 继发性闭经

　　C. 多发性流产　　　　　　　　　　　　　D. 性腺以及外生殖器发育异常者

6. Down 综合征（先天愚型）的确诊必须通过（　　　）。

　　A. 病史采集　　　　　　　　　　　　　　B. 染色体检查

　　C. 症状和体征的了解　　　　　　　　　　D. 家系分析

7. 通过苯丙氨酸羟化酶活性检测而诊断的遗传代谢缺陷是（　　　）。

　　A. 苯丙酮尿症　　　B. 高苯丙氨酸血症　　C. 半乳糖血症　　　D. 胱硫醚尿症

8. 糖原贮积病 I 型需要检测的酶是（　　　）。

　　A. 肝磷酸化酶　　　　　　　　　　　　　B. 葡萄糖-6-磷酸酶

　　C. 红细胞脱支酶　　　　　　　　　　　　D. α-1,4-葡萄糖苷酶

9. 基因诊断与其他诊断方法比较，最主要的特点在于（　　　）。

　　A. 费用低　　　　　B. 周期短　　　　　　C. 取材方便　　　　D. 针对基因结构

10. 基因诊断中用于分析基因结构的材料是（　　　）。

A. 蛋白质　　　　　　B. rRNA　　　　　　C. DNA　　　　　　D. tRNA

11. 由于分子遗传学的飞速发展，遗传病的治疗有了突破性的进展，已从传统的手术治疗、饮食治疗、药物治疗等跨入了（　　　）。

A. 基因治疗　　　　　　　　　　　　　B. 物理治疗

C. 饮食与维生素治疗　　　　　　　　　D. 蛋白质与糖类治疗

12. 治疗苯丙酮尿症患儿的主要方法是（　　　）。

A. 早期治疗　　　　　　　　　　　　　B. 服用低苯丙氨酸奶粉

C. 低苯丙氨酸饮食法　　　　　　　　　D. 以上都是

13. 目前，饮食疗法治疗遗传病的基本原则是（　　　）。

A. 少食　　　　　　B. 补其所缺　　　　　C. 口服维生素　　　　D. 禁其所忌

14. 目前，遗传病的手术疗法主要包括（　　　）。

A. 手术矫正和器官移植　　　　　　　　B. 器官组织细胞修复

C. 推拿疗法　　　　　　　　　　　　　D. 克隆技术

15. 假如在基因治疗时仅仅将正常的 DNA 导入细胞而不替换掉有缺陷的基因，从而使细胞的功能恢复正常，就称其为（　　　）。

A. 基因修正　　　　B. 基因转移　　　　　C. 基因添加　　　　　D. 基因复制

16. 去除整个变异基因，用有功能的正常基因取代之，使致病基因得到永久地更正的策略称为（　　　）。

A. 基因替代　　　　B. 基因修正　　　　　C. 基因转移　　　　　D. 基因复制

17. ADA 缺乏症的临床基因治疗方案使用的靶细胞或组织是（　　　）。

A. 造血祖细胞　　　B. 肝细胞　　　　　　C. T 淋巴细胞　　　　D. 骨髓细胞

18. 我国复旦大学应用反转录病毒载体将因子IX基因转移至病人（　　　）细胞中产生了有凝血活性的因子IX蛋白。

A. B 淋巴　　　　　B. 呼吸道上皮　　　　C. 皮肤成纤维　　　　D. 肝

三、简答题

1. 遗传病诊断的主要方法有哪几种？

2. 基因治疗的策略有哪些？

3. 目的基因的转移有哪几种方法？

第十一章 优生与遗传病的预防

学习目标：
1. 掌握优生学、遗传咨询的概念。
2. 掌握影响优生的因素、预防遗传病的方法。
3. 熟悉遗传咨询的主要步骤。
4. 了解随访和扩大咨询的目的。

第一节 优 生

一、优生学概述

近年来，遗传因素对人类健康的影响有逐年增加的趋势。据 Mckusick 统计，1958 年人类单基因遗传病有 412 种，到 2009 年 12 月 31 日，OMIM（Online Mendelian Inheritance in Man）记载的人类单基因遗传病的条目已增加到 19831 种，在染色体上已定位的基因有 12342 个。在已发现的单基因病中，有 3000 多种严重危害人类健康，近 300 种伴有智力低下。面对这种现状，除了重视对人类生存环境和医疗卫生条件的改善，还要提倡和实行优生。

优生学（eugenics）是以遗传学、医学等为基础，研究改进人类遗传素质的科学，其目的是使人类能够获得体质健康、智力优秀的后代。优生学是一门综合性的学科，涉及医学遗传学、临床医学及环境科学等众多领域。同时又是一项社会工程，必须通过社会措施才能在人群中广泛开展。因此，它又涉及人口学、伦理学、社会学和法学等社会科学。

根据侧重不同，优生学分为正优生学（positive eugenics）和负优生学（negative eugenics）。正优生学又称演进优生学（progressive eugenics），重点研究如何增加产生有利表型的等位基因频率。其措施包括人工授精、胚胎移植、重组 DNA 技术等。负优生学又称预防性优生学（preventics eugenics），侧重于研究如何降低产生不利表型的等位基因频率。实际上，就是遗传病的预防问题。主要包括：环境保护、携带者的检出、遗传咨询、婚姻指导、选择性流产和新生儿筛查等。

根据研究范围一般将优生学分为基础优生学、临床优生学、环境优生学和社会优生学。基础优生学是以基础医学的理论和方法，研究导致出生缺陷发生的因素、遗传病的发病机理及诊断方法和预防措施，以达到降低遗传病发病率、提高人口素质的目的。临床优生学主要是从临床医学方面研究优生的医疗保健措施，如优生咨询、婚前检查、产前诊断、围产期保健、新生儿保健、遗传病及非遗传性先天疾病的诊断及防治等。环境优生学是通过环境污染的治理防止有害因素对人类健康的影响，尤其是减轻遗传损伤对下一代造成的危害。社会优生学是在全社会范围内进行优生宣传教育，使优生工作群众化、社会化，推进优生法规的建立，在一定程度上避免或减少对优生的不利干扰。

二、影响优生的因素

1. 生物因素

胎儿宫内感染是导致出生缺陷的重要原因之一，常见的病原体有：①病毒，包括风疹病毒、巨细胞病毒、单纯疱疹病毒、乙肝病毒、流感病毒、人类细小病毒 B19、人乳头瘤病毒和艾滋病病毒等；②细菌，如淋球菌等；③原虫，如弓形虫；④其他病原体，包括沙眼衣原体、解脲支原体和梅毒螺旋体等。

（1）风疹病毒感染　风疹病毒（RV）是导致胎儿先天畸形的主要病原微生物之一。统计学资料显示，怀孕 1～2 个月时感染风疹病毒，致畸率 90%；怀孕 4 个月时感染，致畸率 50% 以上；4 个月以上感染，致畸率 6% 左右。风疹病毒导致胎儿多发畸形，主要有先天性白内障、耳聋和心血管系统缺陷等，称为先天性风疹综合征（CRS 三联症）。部分婴儿出生时无症状，但随后出现视力、听力损坏，神经系统缺陷和智力发育迟缓等。

（2）巨细胞病毒感染　巨细胞病毒（CMV）可通过输血、日常生活接触、性接触传染，经胎盘、生殖道和哺乳传染给子代。孕妇宫内感染后，可出现流产、早产及出生缺陷，如紫癜、肝脾大、小头畸形、发育迟缓、腹股沟疝、智力低下及大脑钙化等。在围生期感染的新生儿中，约有 20% 有明显的临床症状或生后不久出现神经或精神运动性障碍。

（3）单纯疱疹病毒感染　单纯疱疹病毒（HSV）分 HSV-Ⅰ 和 HSV-Ⅱ 两型，HSV-Ⅱ 主要通过性行为传播。孕妇经产道上行至羊膜腔，或经血液循环通过胎盘感染胎儿。妊娠 20 周前宫内感染，可能造成流产、死胎、先天畸形（如小头畸形、肝脾大和脉络膜视网膜炎）等；20 周后感染则易早产，但显示引起出生缺陷的资料不多；分娩时造成的新生儿感染，表现为全身或局部疱疹、肝炎、心包炎及脑炎等。

（4）弓形虫感染　弓形虫可以通过胎盘、生殖道等传染胎儿或新生儿。有资料表明孕妇在孕早期感染弓形虫时，胚胎宫内感染率为 15%，孕中期约为 25%，孕晚期约为 60%。孕早期感染可出现流产、死胎、脉络膜视网膜炎、无脑儿、小头、智力低下、小眼、耳聋和四肢畸形等。晚期感染或分娩时经生殖道感染一般为隐性感染，但婴儿出生后可出现脑炎、眼病、急性或慢性弓形虫病。

（5）其他病原体感染　妊娠期间，胚胎宫内感染沙眼衣原体或解脲支原体，可出现低体重儿、早产和胎膜早破等，给新生儿带来严重后果。梅毒螺旋体母儿传染率为 50%～90%，潜伏梅毒孕妇如果妊娠第四个月前充足治疗，可娩出正常胎儿。如未治疗，则可出现死胎、胎儿先天梅毒或生后不久死亡。

2. 物理因素

（1）电离辐射　X 射线、γ 射线等电离辐射照射可引发的出生缺陷有：脑发育不全、颅骨发育不全、小头畸形、智力低下、耳及耳道异常、眼睑及虹膜异常、唇腭裂、先天性心脏病、大血管错位、消化道畸形、泌尿器官发育不全、四肢畸形和指（趾）异常等。胚胎受放射线的影响程度取决于放射线剂量、受照射方式、射线种类、受照射时胚胎发育的阶段等因素。妊娠头两个月受照射最容易引发畸形，程度严重，胚胎中枢神经系统最易受损。

（2）噪声、振动　研究表明不同程度的噪声可能引起妇女卵巢功能紊乱，表现为月经异常、痛经，噪声可能对胎儿正在发育的听觉系统有直接作用。非周期性冲动性振动，会影响卵巢功能，影响到子宫的营养状况及胎儿的血液供应。

3. 化学因素

（1）农药　有些农药在体内有明显蓄积效应，母体妊娠时农药在体内超过常量的聚集危害更大，在浓度尚未达到引起母体中毒程度时，已对胎儿产生不良影响。有机磷可使妇女出现不孕、月经紊乱、胎儿肢体畸形等；体内 DDT 浓度高的孕妇，胎儿窒息数为对照组的 3 倍，出生缺陷也较多，包括足内翻、先天性髋关节脱位和多指畸形等；除草剂 2,4,5-T 高散布区，胎儿小头畸形、唐氏综合征、先天腭裂、脊柱裂和趾畸形等发生率相对较高。

知识链接

"橙剂"综合征

越战期间，为打击隐蔽于茂密山林中作战的越共部队，美国空军向越南喷洒了大量落叶剂，以清除遮天蔽日的树木。由于当时这种化学物质装在橘黄色的桶里，所以后来被称为"橙剂"。"橙剂"中含有毒性很强的物质二噁英，其化学性质十分稳定，被认为是已知的最持久的毒素。研究显示，接触二噁英会提高癌症和其他疾病的发生率。它对人体的影响可能几十年才会显露出来，有些接触者甚至终身不会发病。但是，科学家认为，该化学物质能够扰乱细胞的发育，甚至可以改变人的基因。虽然战争已远去多年，越南人仍然在遭受着"橙剂"所引发的疾病的折磨，出现很多残疾儿童，形成"橙剂"综合征。这是由于他们的父母接触橙剂中的二噁英毒素而导致的。"橙剂"已成为美军留给越南人的一份有毒遗产，成为他们难以抚平的伤痛。

（2）有机溶剂　1968 年，日本发生了多氯联苯污染米糠油中毒事件，13 名受害孕妇分娩的 13 例新生儿中，2 例流产，2 例早产，新生儿表现为体重不足、皮肤色素沉着、严重氯痤疮、眼多分泌物和牙龈着色等症状；孕妇接触苯，其子代发生急性淋巴细胞及非淋巴细胞白血病的危险性增高；女性甲醛职业暴露者出现月经紊乱、妊娠期贫血、先兆流产、宫内窒息和难产率高于对照组。

（3）其他化学物质　胚胎轻度缺碘，可导致发育迟缓、神经运动功能发育落后，以及胎儿、新生儿甲状腺功能低下，严重缺碘可导致胎儿早产、死亡和先天畸形；羊水氟含量高的胎儿股骨有明显病理改变，表现为骨生成活跃且紊乱，地方性氟中毒流行地区的胎儿神经细胞发育较差，儿童生长发育和智力均受到影响；母亲接触铅可以导致胎儿神经系统损伤、宫内发育迟缓、出生后表现为智力低下、行为障碍、学习困难等；汞及其化合物导致女性月经紊乱，流产率及早产率高，导致男性精子出现形态异常及活动能力降低；孕妇 CO 中毒，胎儿可能出现小头畸形、神经发育不全、四肢肌张力减退和痉挛等。

4. 营养

孕前充足的营养可以获得健康的卵子，并为受孕创造良好的生理环境。孕期充足的营养是保证胎儿健康发育的重要因素之一。与胎儿发育有关的营养成分包括蛋白质、脂质、多种维生素、无机盐及微量元素等，孕妇应合理摄入，保证自身和胎儿的营养需要。孕妇某些营养成分缺乏或过多，都可能导致胎儿发育异常。如妇女怀孕早期体内缺乏叶酸会导致胎儿神经管缺陷，胚胎神经管的发育关键是受孕后 3～6 周，缺乏叶酸会影响神经管的正常闭合，应从怀孕前 1 个月至妊娠 3 个月补充叶酸，建议 0.4mg/d。孕妇短时间缺钙或轻度缺钙对胎儿发育无明显影响，但严重缺钙或长时间缺钙，会影响胎儿骨骼和牙齿的发育，甚至可引起佝偻病，建议妊娠第 4～6 个月钙供给量 800mg/d，第 7～9 个月为 1500mg/d。缺锌会影响胎儿的发育，增大先天畸形的发生率，锌供给量推荐为 20mg/d。

知识链接

药物致畸与胎儿酒精综合征

1962 年 5 月至 1963 年 3 月，德国和美国共生了 13000 多个海豹婴儿，他们没有胳膊、没有腿。经过研究发现，海豹婴儿的祸首就是深受孕妇欢迎的"反应停"。反应停是德国研制的一种对妊娠反应有良好控制作用的镇静药。除了反应停，氯丙嗪、奋乃静、苯巴比妥和甲丙氨酯等镇静药物也能致胎儿畸形。几乎所有的药物都可以不同形式通过胎盘进入胎儿体内，药物因素引起的出生缺陷占新生儿出生缺陷的 5%～6%。药物对胎儿的影响取决于药物的理化特性、药物的剂量、机体对药物的亲和性、用药时的胎龄和母体与胎儿的遗传素质等。

妊娠期女性酗酒可导致胎儿畸形，称胎儿酒精综合征。其严重程度会因母亲喝酒的多少、频率及时间而不同。主要表现为小头畸形、特殊面容、心脏异常、肢体畸形、智力低下和中枢神经系统功能障碍等。部分婴儿在出生时没有异常表现，但是随着年龄增长，会出现认知能力、学习、心理、行为等方面的异常或障碍。

第二节　遗传病的预防

一、群体普查

为了预防遗传病，应有计划地对某一地区进行普查，以了解这一地区存在的遗传病种类、发病率及遗传方式等。选定某一人群，用简便、准确的方法对某种疾病进行普查，普查中特别注意该病发病的家族聚集性及是否有特定的发病年龄。如果一种疾病患者亲属的发病率高于一般人群，表现为一级亲属发病率＞二级亲属发病率＞三级亲属发病率＞一般人群发病率，且有特定的发病年龄，则该病有遗传基础。在普查中发现的遗传病患者要进行登记。登记时应尽量做到内容真实、全面。根据调查资料可以计算出各种遗传病的基因频率、基因型频率和携带者频率等。

二、携带者检出

携带者是指表型正常但带有致病遗传物质的个体，包括隐性遗传病的杂合体、染色体平衡易位个体、倒位染色体携带者、表型正常的延迟显性个体及带有外显不全致病基因但不发病的个体。他们都能将致病遗传物质传递给后代使之患病，因此检出携带者是非常必要的。

携带者检出对预防遗传病的积极意义表现在：人群中许多隐性遗传病的发病率较低，但杂合子的比例却相当高，如遇到两个携带者婚配，则后代有隐性致病基因纯合的风险，进行婚育指导意义很大；染色体平衡易位者可能较大比例生出死胎或染色体异常患儿，所以及时检出有助于对该病的确诊和发病风险的推算，也便于进行遗传咨询和指导；对显性遗传病的携带者，如能及时检出，更可以预先控制发病的诱因或中间环节，防止发病或阻止病情的进展。

携带者的检出方法包括临床水平、细胞水平、酶和蛋白质水平、基因水平四大类，必要时还可结合系谱分析方法。临床水平的检出方法主要是从临床表现分析某人是否可能是携带者，但一般不能准确检出；细胞水平的检出方法有染色体检查等，主要是针对异常染色体的携带者；酶和蛋白质水平的检出方法主要是检测酶和蛋白质的量及活性；基因水平的检出方法主要是在分子水平上直接检测致病基因。

三、婚前指导

婚前男女双方进行优生保健检查是预防遗传病患儿出生的第一关，主要包括：询问病史、全身体检、生殖器检查及必要的化验，询问是否近亲结婚，双方三代内直系亲属和旁系近亲有无遗传病患者，本人有无遗传病或先天畸形，有无性病等。如果患有对婚后性生活和后代健康有影响的疾病，应认真听取医生的指导和劝告，发现的疾病和缺陷要及时治疗，不宜结婚或生育的不要勉强。对有遗传病家族史的待婚青年，要详细询问遗传病史，进行家系调查，至少三代。通过系谱分析，结合体检和特殊检查，确定是否有遗传病或先天性畸形，并给予婚配和生育等方面的指导。进行婚前指导是阻断遗传病在人群中延续的有效办法，是实行优生，提高人口素质的重要措施。

四、产前诊断

产前诊断（prenatal diagnosis）又称为宫内诊断（intrauterine diagnosis），是通过直接或间接的方法，对胚胎或胎儿在出生前是否患有某种遗传病或先天畸形做出准确的诊断，以防止患有严重遗传性疾病、智力障碍及先天畸形的患儿出生。这是预防遗传病患儿出生的有效手段。

进行产前诊断的指征包括：①夫妇一方有染色体异常者；②曾生育过染色体病患儿的孕妇；③夫妇一方为单基因病患者或推测孕妇是 XR 携带者；④曾生育过单基因病患儿的孕妇；⑤有不明原因的习惯性流产史、畸胎史、死产或新生儿死亡史的孕妇；⑥羊水过多的孕妇；⑦夫妇一方曾接触致畸因素者；⑧年龄大于 35 岁的孕妇；⑨有遗传病家族史的近亲婚配夫妇。

在现有条件下，产前诊断技术主要有通过胎儿形态特征检查、生物化学检查、染色体分析、DNA 分析。胎儿形态特征检查主要通过 X 线、胎儿镜、B 型超声扫描三种方法检查。生化检查、染色体检查和 DNA 分析都需要通过绒毛吸取或羊膜穿刺取得样本后再进一步进行。绒毛取样一般在妊娠 7～9 周进行，选择正在增殖出芽的绒毛枝短期培养后便可进行染色体检查、生化检测以及基因诊断等。羊膜穿刺可在妊娠 16～20 周进行，抽取羊水离心，上清液可用来进行生化检查；底物含有胎儿的脱落细胞，可作为样本进行染色体检查、性染色质检查和基因诊断等。

五、新生儿筛查

新生儿筛查（newborn screening）是在新生儿阶段进行针对某种疾病的检查，以确认其是否为患儿，是群体筛查的一种。某些遗传病若能在症状出现以前及早治疗，将能大幅度地减轻病损，因此新生儿筛查对预防遗传病以及减轻遗传病的损害具有重要意义。新生儿筛查所选择的病种应考虑下列条件：发病率较高；有致死、致残、致愚的严重后果；有较准确而实用的筛查方法；对所筛查出的疾病能有效防治。目前我国新生儿筛查工作还较局限，其中开展得较好的是对苯丙酮尿症、先天性甲状腺功能低下和 G-6-PD 缺乏症等的筛查。

新生儿筛查一般是用静脉血或尿样作为材料。血样的采集是在新生儿出生 3d 后，从足跟部采血，用滤纸吸全血，形成血斑。尿样的采集是在新生儿的尿布中夹滤纸或直接收集新鲜尿液 1～2mL。

知识链接

细菌抑制法筛查新生儿苯丙酮尿症

1963 年，美国学者 Guthrie 首先用细菌抑制法检测苯丙酮尿症，揭开了新生儿筛查的序幕。其原理是基于枯草杆菌的生长受到 β-噻吩丙氨酸的抑制，但这种抑制可被苯丙氨酸逆转。其方法是在加入 β-噻吩丙氨酸和枯草杆菌芽孢的培养基上，放上待检测的干滤纸血片。正常标本，枯草杆菌因受培养基中抑制剂的作用不能生长或出现较小的生长环；血斑中苯丙氨酸的含量增高，能中和 β-噻吩丙氨酸的作用时，细菌的生长不受抑制，形成大菌环。也就是说，生长菌斑的直径大小与血斑中的苯丙氨酸的含量成比例，通过与已知浓度的苯丙氨酸的菌斑相比较，就可半定量分析测定标本中的苯丙氨酸浓度。正常人苯丙氨酸浓度为 1～3mg/dL，患儿血苯丙氨酸多在 20mg/dL 以上。当血样苯丙氨酸含量＞4mg/dL，即两倍于正常参考值时，应复查或采静脉血定量测定苯丙氨酸和酪氨酸。

六、遗传咨询

遗传咨询（genetic counseling）又称遗传商谈，是指医师或医学遗传学工作者应用人类遗传学和临床医学的基本原理和技术，对咨询者提出的有关遗传学问题予以解答、商谈，如确定某病是否为遗传病，该病的发病原因、遗传方式、诊断、防治、预后以及复发风险、携带者风险等，并提出建议、进行指导。遗传咨询是降低遗传病患儿的出生率，提高人群遗传素质和人口质量的重要措施之一。

1. 遗传咨询医师

作为遗传咨询医师应该具备下列条件：①对遗传学的基本理论有全面的认识和理解；②熟悉诊断遗传病的基本技术，包括临床诊断、酶学诊断、细胞遗传学诊断和基因诊断的技术；③能熟练地运用遗传学理论对各种遗传病进行病因分析，确定遗传方式，并能区分出是上代遗传而来还是新产生的突变，能正确估计遗传病的再发风险；④掌握某些遗传病的群体资料，包括群体发病率、基因频率、携带者频率和突变率等；⑤对遗传病患者及其家属在咨询商谈的过程中热情、耐心、具有同情心，能够从心理上给予开导，帮助患者减轻痛苦和精神上的压力。

2. 遗传咨询的对象

遗传咨询最好在婚前进行，如果已婚，则应该在产前进行，以避免遗传病患儿的出生。如果已经生出严重畸形或遗传病患儿，则应该立即进行遗传咨询。通常需要进行遗传咨询的人群主要有遗传病的患者及其家属、近亲结婚的夫妇及后代、接触致畸因素并要求生育的育龄男女，以及原发性不育的夫妇或具有不明原因的习惯性流产、早产、死产和死胎史的夫妇等。

3. 遗传咨询的步骤

遗传咨询过程中，咨询医师应起主导作用，遵循下列步骤进行。

（1）对患者进行必要的检查并作出诊断　诊断是遗传咨询的第一步，也是最基本和最重要的一步。根据症状和体征，并结合染色体检查、生化检查与基因诊断等方法，再通过病史、家族史的咨询和调查来绘制系谱图，尽力做出明确的诊断，确定该病的遗传方式。

（2）对再发风险进行估计　再发风险率又称为复发风险率，是指某一遗传病患者的家庭成员中再次出现该病的概率。不同种类的遗传病，再发风险有其各自独特的规律。在明确诊断、确定遗传方式以后，就可计算再发风险率。再发风险大于 10％为高风险，不宜生育或需做产前诊断，在 5%～10% 之间为中度风险，低于 5% 为低风险。风险的大小还必须与疾病的严重程度相结合一并考虑。

（3）与咨询者商讨对策　　根据遗传病的特点，咨询医师可以提出多种对策供咨询者选择，主要包括：①结婚生育。如常染色体隐性遗传病对结婚生育不影响或影响很小，子代一般不会发病，通常不必阻止其结婚与生育。另外有些遗传病虽然复发风险高，但如果不太严重，或已有可靠的治疗方法，也可结婚生育。②避孕或绝育。如果遗传病患儿出生风险高（风险＞10%）、危害严重、致残，目前尚无有效疗法，也不能进行产前诊断，可以选择不结婚或避孕、绝育。③碰"运气"。有些遗传病不太严重且只有中度再发风险（4%～6%），或虽很严重但可以治疗时，可冒险生育。④中止婚约。近亲或双方都为同一致病基因携带者时，一方为染色体平衡易位携带者、AD 遗传病患者或 X 连锁遗传病患者时，可中止婚约。⑤产前诊断。遗传病较严重且难于治疗，再发风险高，但患儿父母又迫切希望有一个健康的孩子，可运用产前诊断进行选择生育。⑥人工授精或胚胎移植。对于子代复发风险率很高，且该病很严重，无法治疗也不能进行产前诊断的遗传病，如果该病来自男方，可用另一正常男性的精子人工授精，如果来自女方，可由供卵者提供卵子，与丈夫的精子在体外进行人工授精，再植入妻子的子宫中。

咨询医师对可供选择的若干方案应阐明其优缺点，让咨询者自己做出选择，而不应代替咨询者做出决定。

（4）随访和扩大咨询　　为了确定咨询者提供信息的可靠性，观察遗传咨询的效果，总结经验教训，可以对咨询者进行随访。为降低一个地区遗传病的发病率，咨询医师应主动追溯患者家庭中其他成员的患病情况，特别是查明家庭中的携带者，在扩大的家庭成员中，就某种遗传病的遗传规律、有效治疗方法、预防对策等方面进行解说、宣传，扩大预防效果。

● 问题探讨

优生是每对夫妇的愿望，但孩子的孕育生长过程受到诸多因素的影响，其中避免近亲结婚是优生的条件之一，这是否意味着人类也存在"杂交优势"呢？

有人认为人类的杂交优势并不存在或并不明显。人类的血缘关系越近，基因的类似程度越高，这样的人相结合，可能导致有害隐性基因配对，产生某个劣势性状，这正是禁止近亲结婚的原因所在。但同种族、同民族的人，只要血缘不是太近，类似的隐性有害基因配对的概率就很小，虽然跨种族的杂交会导致隐性有害基因配对的概率更小，但是由于二者概率都很小，它们之间的差则更小，所以我们难以感受到人类杂交的优势。人类的很多重要性状都是数量性状，如智商、身高、寿命等，都有各自的控制基因群，人类的杂交就是这些控制基因群的折中或中和。因此高智商族群的内部结合，后代往往表现为高智商；低智商族群的内部结合，后代仍然继续维持低智商；二者相互结合，后代的智商水平会介于二者之间。如果说存在杂交优势的话，从智商角度看，是对于低智商族群的杂交优势，对于高智商族群，只能是杂交劣势。美国黑人智商比非洲黑人高，也是因为美国黑人混入了白人基因。

目 标 检 测

一、名词解释

1. 优生学　2. 携带者　3. 产前诊断　4. 遗传咨询　5. 再发风险率

二、单项选择

1. 正优生学的主要措施是（　　）。

　　A. 选择性流产　　　　B. 人工授精　　　　C. 遗传咨询　　　　D. 新生儿筛查

2. 负优生学的主要措施是（　　）。

　　A. 胚胎移植　　　　B. 人工授精　　　　C. 婚姻指导　　　　D. 重组 DNA

3. 风疹病毒可导致胎儿先天畸形，致畸率最高的时期是怀孕的（　　）。

　　A. 1～2 个月　　　　B. 3～4 个月　　　　C. 5～6 个月　　　　D. 7～8 个月

4. 对一些危害严重的遗传病，目前尚无有效疗法，也不能进行产前诊断，再次生育时的再发风险很高，宜采取的对策是（　　）。

　　A. 遗传咨询　　　　B. 出生后诊断　　　　C. 人工授精　　　　D. 不再生育

5. 不属于遗传咨询范围的是（　　）。

　　A. 婚前咨询　　　　　　　　　　　　B. 再发风险的咨询

　　C. 有心理障碍的咨询　　　　　　　　D. 产前咨询

6. 遗传病的再发风险大于（　　）为高风险。

　　A. 1%　　　　B. 5%　　　　C. 8%　　　　D. 10%

7. 冒险再次生育的选择条件是先证者所患遗传病不太严重且（　　）。

　　A. 有低度再发风险　　　　　　　　　B. 有中度再发风险

　　C. 有高度再发风险　　　　　　　　　D. 无再发风险

8. 遗传咨询的主要步骤有（　　）。

　　A. 检查诊断　　　　　　　　　　　　B. 估计再发风险

　　C. 与咨询者商讨对策　　　　　　　　D. 以上都是

9. 应进行新生儿筛查的疾病的特点是（　　）。

　　A. 发病率高　　　　　　　　　　　　B. 危害大

　　C. 早期治疗可取得较好的效果　　　　D. 以上都是

10. 妇女怀孕早期体内缺乏叶酸会导致胎儿（　　）。

　　A. 神经管缺陷　　　B. 皮肤色素沉着　　　C. 耳聋　　　　D. 先天性白内障

三、简答题

1. 预防遗传病可采取哪些措施？

2. 简述携带者检出的意义及主要方法。

3. 进行产前诊断的指征有哪些？

4. 遗传咨询医师应该具备怎样的素质？

5. 怎样进行遗传咨询？

6. 遗传咨询医师对遗传病患者及其家属提出的对策和措施有哪些？如何选择？

实 验 指 导

实验一　细胞有丝分裂和减数分裂的观察

【实验目的】

1. 掌握细胞有丝分裂的过程和各期特点。
2. 熟悉减数分裂过程中染色体的变化和特点。
3. 了解细胞有丝分裂和减数分裂的区别。

【实验用品】

显微镜、擦镜纸、马蛔虫子宫横切片、蝗虫精巢减数分裂装片。

【实验方法与步骤】

1. 观察细胞的有丝分裂

（1）取马蛔虫子宫横切片放在低倍镜下观察，可见子宫腔内有很多圆形的受精卵，其外面有较厚的卵壳。

（2）选取分裂期的细胞，换高倍镜观察各期特点（实验图 1-1）。

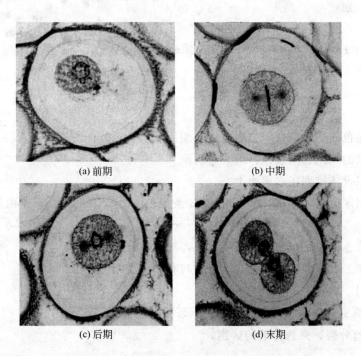

(a) 前期　　　　　　　　　　(b) 中期

(c) 后期　　　　　　　　　　(d) 末期

实验图 1-1　马蛔虫受精卵的有丝分裂

前期：细胞核膨大，核内染色质凝集、缩短变粗形成染色体。前期末，核膜、核仁消失。

中期：染色体排列在细胞中央的赤道面上。前期已经出现的星体、纺锤体，此时更加清晰。

后期：染色体分成两组，分别移向细胞两极。

末期：染色体到达两极后解旋成为染色质，星体、纺锤体消失，核膜、核仁重新出现，细胞膜在赤道面处内陷，使细胞一分为二。

2. 观察细胞的减数分裂

将蝗虫精巢减数分裂装片放置在光学显微镜下，先在低倍镜下找到染色较深的细胞，再转换高倍镜观察，可见许多处于减数分裂不同时期的细胞（实验图 1-2）。雄性蝗虫细胞染色体数为 23 条。观察时注意比较减数分裂与有丝分裂的区别。

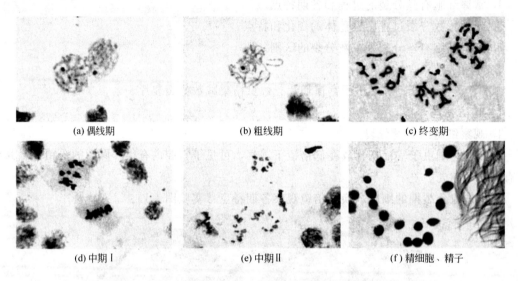

实验图 1-2　蝗虫精巢的减数分裂

（1）减数第一次分裂

前期 I：染色体变化复杂，主要有偶线期的联会、粗线期的四分体及同源染色体交叉现象，还可见交叉的端化、核膜核仁消失等现象。

中期 I：二价体排列在赤道面上。

后期 I：同源染色体分离，细胞内的 23 条染色体分成 11 条和 12 条两组，分别移向细胞两极。

末期 I：染色体聚集在两极，核膜出现，细胞一分为二。

（2）减数第二次分裂　减数第二次分裂与有丝分裂相似。

【实验报告】

1. 绘出马蛔虫受精卵有丝分裂各期的形态图。

2. 比较有丝分裂、减数分裂的区别。

实验二　系谱分析

【实验目的】

1. 通过对系谱的分析，掌握单基因遗传病的遗传方式及特点。

2. 掌握系谱分析的基本方法和步骤，培养和训练综合分析能力。

【实验方法与步骤】

判断下列各单基因病系谱（实验图 2-1～实验图 2-6）的遗传方式，写出患者及其父母的基因型。

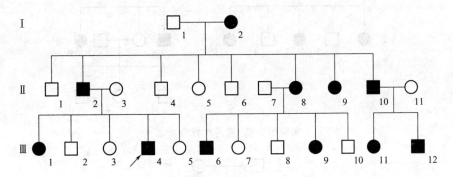

实验图 2-1　短指症系谱

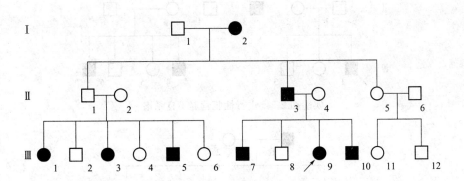

实验图 2-2　视网膜母细胞瘤系谱

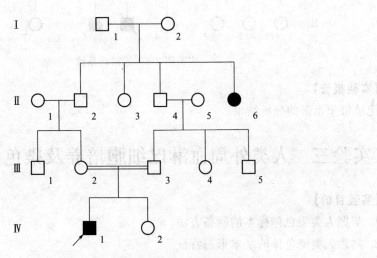

实验图 2-3　糖原贮积症 I 型系谱

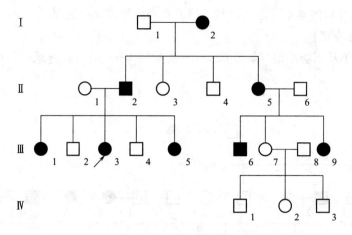

实验图 2-4　遗传性肾炎系谱

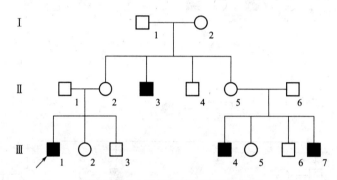

实验图 2-5　进行性肌营养不良系谱

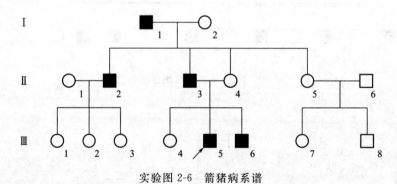

实验图 2-6　箭猪病系谱

【实验报告】

记录每个系谱的分析结果。

实验三　人类外周血淋巴细胞培养及染色体标本制备

【实验目的】

1. 掌握人类染色体标本的制备方法。

2. 熟悉人类染色体的基本形态特征。

3. 了解人类外周血淋巴细胞的培养方法。

【实验用品】

人外周血；超净工作台、显微镜、恒温培养箱、离心机、高压蒸汽消毒锅、冰箱、注射器、离心管、滴管、试管架、培养瓶、酒精灯、载玻片等；RPMI-1640 培养基、小牛血清、PHA、青霉素、链霉素、5％碳酸氢钠溶液、520U/mL 肝素、40μg/mL 秋水仙素、固定液（甲醇：冰乙酸＝3：1）、Giemsa 染液（Giemsa 原液：磷酸缓冲液＝1：10）、低渗液（0.075mol/L KCl）等。

【实验方法与步骤】

1. 采血

常规消毒被试者肘部皮肤，取 2mL 注射器，抽取肝素 0.2mL 湿润针管，然后将多余的肝素排出，从肘部静脉采血 1～2mL。

2. 接种培养

轻轻转动针管，使血液与肝素混匀，按无菌操作将抗凝血液 0.3～0.5mL 接种于盛有 5mL RPMI-1640 培养液的培养瓶内，轻轻摇匀后，静置于 37℃恒温箱中培养 72h，在培养终止前 2～4h，每个培养瓶内加入秋水仙素 2 滴，摇匀。

3. 制片

（1）收集细胞　将培养物混匀，吸至刻度离心管内，以 1500～2000r/min 离心 8～10min，吸除上清液，保留底层沉淀物。

（2）低渗处理　将预热 37℃的低渗液 5mL 加入离心管中，用滴管轻轻打匀细胞团，37℃保持 15～20min，使淋巴细胞膨胀，染色体分散，红细胞解体。

（3）预固定　向离心管中加入固定液 1mL，混匀，用 1500～2000r/min 离心 8～10min。

（4）固定　吸弃上清液，沿管壁加入新配制的固定液 4～5mL，用吸管打匀，静止 30min，1500～2000r/min 离心 8～10min。去上清液，再加入固定液 4～5mL，混匀，静止 30min，1500～2000r/min 离心 8～10min。

（5）制成细胞悬液　吸弃上清液，视离心管底部沉积细胞多少加入适量固定液，制成细胞悬液。

（6）制成标本片　滴 1～2 滴细胞悬液于冰冻的洁净载玻片上，立即用口轻轻吹散，并在酒精灯的火焰上一过性微烤数次。注意标本不宜加热过度，以免染色体发生变形、裂隙等人为变化。

4. 染色

用 Giemsa 染液染色 15min，用流水冲洗，晾干。

5. 镜检

显微镜下仔细观察人类染色体的形态，统计细胞中染色体的数目。

【实验报告】

描绘镜下染色体图像，记录染色体数目，辨认染色体形态。

实验四　人类非显带染色体核型分析

【实验目的】

1. 掌握非显带染色体的核型分析方法。

2. 熟悉人类染色体的数目及形态特征。

【实验用品】

剪刀、镊子、胶水、正常人体细胞中期染色体放大照片、核型分析纸。

【实验方法与步骤】

1. 在正常人体细胞非显带染色体放大照片上划分若干个区，对每个区的染色体分别计数，所得数据之和为染色体总数。

2. 将照片上的染色体逐个剪下。

3. 根据 ISCN 规定，依据染色体的形态特征，将染色体配成 23 对，其中 22 对常染色体分别编为 1～22 号，另 1 对性染色体男性编为 XY，女性编为 XX。23 对染色体分为 A、B、C、D、E、F、G 七组，其中 X 染色体归到 C 组，Y 染色体归到 G 组（实验表 4-1）。在核型分析纸的相应位置上，短臂朝上，长臂朝下排列各对染色体。

实验表 4-1　人类染色体分组与形态特征

组别	染色体编号	大小	着丝粒位置	副缢痕	随体	鉴别程度
A	1～3	最大	1,3 号近中；2 号亚中	1 号常见	无	可鉴别
B	4～5	大	亚中	无	无	不易鉴别
C	6～12；X	中等	亚中	9 号常见	无	难鉴别
D	13～15	中等	近端	无	有	难鉴别
E	16～18	较小	16 号近中；17、18 号亚中	16 号常见	无	可鉴别
F	19～20	小	近中	无	无	不易鉴别
G	21～22；Y	最小	近端	无	21、22 有	难鉴别
					Y 无	可鉴别

4. 根据染色体的特点，对所排列的染色体进行校对调整。

A 组：1 号最大，中央着丝粒。长、短臂差别不大。长臂有时可见一狭窄的次缢痕；位置大约在离着丝粒 1/3 处，由于次缢痕的存在，往往导致长臂的长度发生变异。2 号较 1 号小，为亚中央着丝粒染色体，长臂和短臂易区分开。3 号是第二大的中央着丝粒染色体，是 A 组中最小的 1 个。大约比 1 号染色体短 1/4～1/3。

B 组：两对染色体的短臂相对较短，故易于与 A 组、C 组相邻序号的染色体相区分。

C 组：该组染色体数目多，它们的大小相差不大，在常规标本中是最难辨别的。一般来说，6、7、8、11 号和 X 染色体的着丝粒略靠近中央，短臂相对较长，而 9、10、12 号染色体的着丝粒偏离中央，即短臂相对较短。第 9 号染色体的长臂上常有一较大而明显的次缢痕，从着丝粒处延伸到长臂的中部。X 染色体的大小在第 7、8 号之间。

D 组：本组染色体的短臂上均具有随体，但不一定同时显现。随体的大小存在个体差异。

E 组：在较好的标本中，这三对染色体很易相互区分。16 号为中央着丝粒染色体，在长臂的近着丝粒处可见一次缢痕，它的存在使这对染色体的长度有较大的变异。17 号为亚中着丝粒染色体，其短臂能看得清楚。18 号为亚中央着丝粒，是 E 组中最小的一对染色体，其短臂相对短小，较易与 17 号区别。

F 组：是最小的一组中央着丝粒染色体，这两对染色体之间不易区分。

G 组：是最小的一组近端着丝粒染色体，第 21、22 号有随体，但在同一细胞中不一定同时显现。21、22 号染色体长度略有差别，小的一对为 21 号，稍大的一对为 22 号。Y 染色体无随体，比 21、22 号染色体长些，通常着色较深，长臂常较合拢，不那么分叉。

5. 用胶水小心地将每条染色体依次贴在核型分析纸上。

6. 辨别该核型的性别，并记录核型。

【实验报告】

完成染色体核型分析，记录核型。

实验五　X 染色质的标本制备与观察

【实验目的】

1. 了解 X 染色质标本的制备方法。

2. 熟悉 X 染色质的形态特征，能正确鉴别 X 染色质。

【实验用品】

显微镜、离心机、刻度离心管、载玻片、盖玻片、烧杯、量筒、吸管、牙签、染色缸、擦镜纸、吸水纸；硫堇染液、1mol/L HCl、0.85％生理盐水、甲醇、冰醋酸、香柏油、二甲苯等。

【实验方法与步骤】

1. 取材

(1) 取离心管，加入 5mL 0.85％生理盐水。

(2) 女性受检者用水漱洗口腔数次。

(3) 用牙签的钝端刮取口腔颊部上皮细胞，弃去第一次刮取物。

(4) 在同一部位连续刮取数次，将刮取物涮入装有生理盐水的离心管内。

2. 制片

(1) 将混入细胞的离心管离心（1500r/min）10min，去上清液，留下细胞团。

(2) 加入新配制的固定液（甲醇：冰醋酸＝3：1）5mL，混匀呈悬液，固定 30min。

(3) 离心（同上），去上清液，留下细胞团。

(4) 加入数滴（根据细胞多少而增减）固定液，充分混匀呈悬液。

(5) 滴 2 滴悬液至洁净的载玻片上，吹气使细胞分散开，晾干。

3. 染色

(1) 将玻片标本置入 1mol/L HCl 中，水解 20min。

(2) 用蒸馏水充分冲洗、晾干。

(3) 硫堇染液染色约 15min。

(4) 蒸馏水冲洗、晾干。

4. 观察

(1) 先在低倍镜下观察，选择清楚而分散的细胞移至视野中央，再换高倍镜仔细观察。口腔上皮细胞为多边形的扁平状，细胞中央有一被染成深蓝色的圆形或椭圆形的细胞核。核周围均质部分为细胞质。

(2) 在油镜下检查 50 个可计数细胞，观察 X 染色质。判断 X 染色质的标准是：位于核膜内缘，直径约为 1～1.5μm 的浓染、轮廓清楚的小体，一般呈平凸形、圆形、椭圆形或三角形。

【实验报告】

1. 绘含 X 染色质的口腔黏膜上皮细胞图。

2. 镜检 50 个可计数细胞，统计 X 染色质的阳性检出率。

实验六　人类皮肤纹理分析

【实验目的】

1. 掌握皮纹分析的基本知识和方法。

2. 熟悉指纹、掌纹的主要类型。

3. 了解皮纹分析在医学遗传学中的应用。

【实验用品】

放大镜、印台、印油、实验报告纸、直尺、铅笔、量角器

【实验方法与步骤】

一、指纹的分析

1. 印取指纹

将双手洗净、擦干，十个手指分别在印台中滚转，均匀印上印油。在实验报告纸上将左右手指依次按拇指、食指、中指、无名指、小指的顺序分别由外向内滚转，印取完整的指纹。

2. 观察指纹类型

手指末端腹面的皮纹称为指纹。根据纹理的走向和三叉点的数目，可将指纹分为三种类型：弓形纹、箕形纹、斗形纹。

（1）弓形纹（arch，A）　特点是嵴纹从手指的一侧出发至另一侧，呈弓形，无中心点和三叉点。根据弓形的弯度分为简单弓形纹和篷帐式弓形纹（实验图 6-1）。

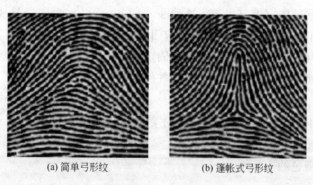

(a) 简单弓形纹　　　　　　　(b) 篷帐式弓形纹

实验图 6-1　弓形纹

（2）箕形纹（loop，L）　箕形纹俗称簸箕。在箕头的下方，嵴纹从一侧起始，斜向上弯曲，再回转到起始侧，形状似簸箕。在箕头的侧下方有三个方向走行的嵴纹，其中心点称三叉点。根据箕口朝向的方位不同，箕形纹可分为两种：箕口朝向手的尺侧者（朝向小指）称正箕或尺箕；箕口朝向手的桡侧者（朝向拇指），称反箕或桡箕（实验图 6-2）。

（3）斗形纹（whorl，W）　斗形纹是一种复杂、多形态的指纹，具有两个或两个以上的三叉点。斗形纹可分绞形纹（双箕斗）、环形纹、螺形纹和囊形纹等（实验图 6-3）。

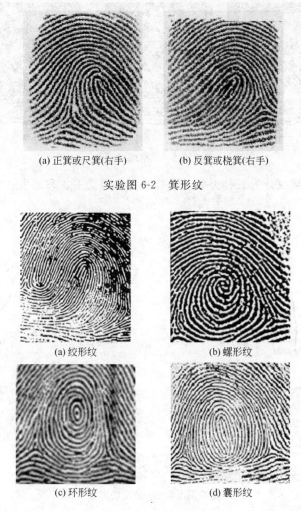

(a) 正箕或尺箕(右手)　　　(b) 反箕或桡箕(右手)

实验图 6-2　箕形纹

(a) 绞形纹　　　　　　　　(b) 螺形纹

(c) 环形纹　　　　　　　　(d) 囊形纹

实验图 6-3　斗形纹

3. 嵴纹计数

（1）指嵴纹计数　弓形纹由于没有三叉点，计数为零；从箕形纹中心到三叉点中心绘一直线，直线通过的嵴纹数为箕形纹的嵴纹数；斗形纹因为有两个三叉点，从斗形纹中心到三叉点中心可得到两个数值，只计多的一侧数值。双箕斗分别先计算两圆心与各自三叉点连线所通过的嵴纹数，再计算两圆心连线所通过的嵴纹数，然后将三个数相加的总和除以 2，即为该指纹的嵴纹数（实验图 6-4）。

（2）指嵴纹总数（TFRC）　双手 10 个手指各指嵴纹数相加的总和，即为指嵴纹总数。我国男性平均为 148 条，女性平均为 138 条。

二、掌纹的分析

1. 印取掌纹

全手掌在印台上均匀地涂抹上印油，将掌腕线放在实验报告纸上，五指分开，从后向前按下，并施以适当的压力，将全掌的各部分均匀地印在纸上。

2. 观察掌褶纹

手掌中一般有远侧横褶纹、近侧横褶纹和大鱼际纵褶纹三条大褶纹。根据三条大褶纹走

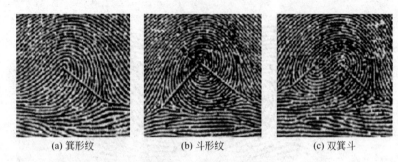

(a) 箕形纹　　　　　　(b) 斗形纹　　　　　　(c) 双箕斗

实验图 6-4　指峰纹计数

向的不同，一般把掌褶纹分为五种类型，即普通型、通贯手、悉尼手、变异 I 型和变异 II 型（实验图 6-5）。

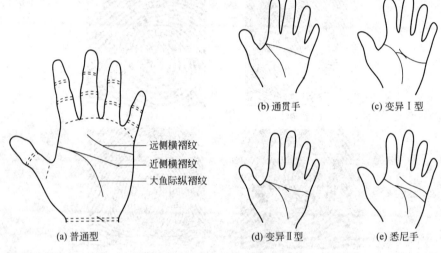

远侧横褶纹
近侧横褶纹
大鱼际纵褶纹

(a) 普通型

(b) 通贯手　　　　(c) 变异 I 型

(d) 变异 II 型　　　　(e) 悉尼手

实验图 6-5　掌褶纹的类型

3. 测量 *atd* 角

手掌第二指至第五指基部各有一个指基三叉点，分别记为 *a*、*b*、*c*、*d*。近腕处，大小鱼际之间有一个轴三叉点 *t*，连接 *a*、*t* 和 *d*、*t*，用量角器测量 $\angle atd$ 的值。我国正常人 $\angle atd$ 的平均值约为 41°。某些染色体病患者可见 *t* 点位置上移，形成 *t'* 点甚至 *t"* 点（实验图 6-6）。

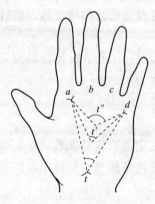

实验图 6-6　*atd* 角

【实验注意事项】

1. 印取皮纹前务必洗净双手，以免皮肤纹理不清晰。

2. 印油要涂抹均匀，不可过多或过少。

3. 印取时力度轻重适中，不宜过猛过重，不能移动手掌或实验报告纸，以免所印皮纹重叠。

4. 印取指纹时，要取三面指纹；印取掌纹时，要取到掌腕线。

【实验报告】

根据自己印取的皮纹，填写皮肤纹理分析表（实验表 6-1）

实验表 6-1 皮肤纹理分析表

项目		左手					右手					备注
		拇	食	中	无名	小	拇	食	中	无名	小	
指纹	弓形纹											
	尺箕											
	桡箕											
	斗形纹											
	指嵴纹数											
	指嵴纹总数											
掌纹	$\angle atd$											
	掌褶纹类型											

实验七 认识人类遗传病

【实验目的】

1. 观看人类遗传病的音像教学片，进一步熟悉遗传病的分类和特征。

2. 了解常见人类遗传病的主要临床表现，为遗传病的诊断和咨询奠定基础。

【实验用品】

音像播放设备、人类遗传病的音像教学片。

【实验方法与步骤】

1. 观看前，教师简要介绍教学片的内容和观看注意事项。

2. 教师引导学生复习单基因病、多基因病、染色体病等人类遗传病的主要类型及各类遗传病的主要特点。

3. 学生集体观看人类遗传病的教学片。

4. 教师组织学生分析、讨论所观看内容，重点内容可回放。

5. 教师对本次音像教学进行总结。

【实验报告】

1. 以某一单基因遗传病或染色体病为例，说明其临床表现及发病机制。

2. 结合实际病例，谈谈你对遗传病的认识。

参 考 文 献

[1] 贲长恩. 分子细胞学与疾病. 北京：人民卫生出版社，2003.

[2] 蔡绍京，徐珊. 医学遗传学. 北京：科学出版社，2001.

[3] 陈竺. 医学遗传学. 北京：人民卫生出版社，2005.

[4] 陈可夫. 细胞与遗传基础. 北京：高等教育出版社，2007.

[5] 杜传书，刘祖洞. 医学遗传学. 北京：人民卫生出版社，1992.

[6] 傅松滨. 医学遗传学. 北京：人民卫生出版社，2007.

[7] 丰慧根. 医学遗传学. 北京：人民军医出版社，2008.

[8] 黄健. 医学遗传学基础. 北京：第四军医大学出版社，2006.

[9] 姜远英. 药物基因组学. 北京：人民卫生出版社，2006.

[10] 康晓慧. 医学生物学. 北京：人民卫生出版社，2003.

[11] 李璞. 医学遗传学. 北京：中国协和医科大学出版社，2006.

[12] 柳家英. 医学遗传学. 北京：北京医科大学出版社，2002.

[13] 王小荣. 医学遗传学基础. 北京：化学工业出版社，2008.

[14] 王培林，傅松滨. 医学遗传学. 北京：科学出版社，2001.

[15] 王学民. 医学遗传与优生. 北京：高等教育出版社，2005.

[16] 王静颖，王懿. 医学遗传学基础. 北京：科学出版社，2007.

[17] 吴白燕. 医学遗传学应试指南. 北京：北京大学医学出版社，2003.

[18] 夏家辉. 医学遗传学. 北京：人民卫生出版社，2004.

[19] 严杨钵. 医学遗传学. 北京：北京大学医学出版社，2006.

[20] 杨建一. 医学细胞生物学. 北京：科学出版社，2006.

[21] 杨保胜. 遗传与优生. 北京：人民军医出版社，2010.

[22] 余其兴，赵刚. 人类遗传学导论. 北京：高等教育出版社，2000.

[23] 张忠寿. 细胞生物学和医学遗传学. 北京：人民卫生出版社，2008.

[24] 张丽华. 医学遗传学基础. 北京：科学出版社，2008.

[25] 张开立. 医学遗传学. 北京：清华大学出版社，2007.

[26] 钟守琳，蔡斌. 医学遗传学. 北京：高等教育出版社，2010.

[27] 郑用琏. 分子生物学. 北京：高等教育出版社，2007.

[28] 左伋. 医学遗传学. 北京：人民卫生出版社，2008.

[29] 赵斌. 医学遗传学基础. 北京：科学出版社，2010.

[30] 罗纯. 医学遗传与优生. 北京：化学工业出版社，2012.